GUÍA PARA SANAR LA DEPRESIÓN Y LA ANSIEDAD

5 métodos para levantar el ánimo y vivir en bienestar y felicidad

Leibny Hope

Este documento está orientado a proporcionar información exacta y fiable en lo que respecta al tema cubierto. La publicación se vende con la idea de que el editor no se requiere para dar servicios cualificados de forma oficial o de cualquier otra manera. Si el asesoramiento es necesario, legal o profesional, un individuo profesional del tema debe ser buscado.

Los derechos están a partir de una Declaración de Principios que fue aceptada y aprobada igualmente por un comité de la Asociación Americana de Abogados y un Comité de Editores y Asociaciones.

La información proporcionada en este documento se afirma que es veraz y coherente, en la que todas las responsabilidades, en términos de falta de atención o de otra manera, por cualquier uso o abuso de cualquier política, procesos o instrucciones contenidas es la responsabilidad solitaria y absoluta del lector destinatario. Bajo ninguna circunstancia ninguna responsabilidad legal o la culpa serán en contra del editor para cualquier reparación, daños o pérdidas económicas debido a la información en este documento, ya sea directa o indirectamente.

La información que aquí se ofrece es con fines informativos únicamente y es universal como tal. La presentación de la información es sin contrato ni ningún tipo de garantía.

Las marcas comerciales que se utilizan son sin ningún tipo de consentimiento, y la publicación de la marca es sin permiso o respaldo por el propietario de la marca. Todas las marcas comerciales y marcas dentro de este libro son solamente para aclarar los propósitos y son la propiedad de los mismos propietarios, que no están asociados con este documento.

TABLA DE CONTENIDO

Guía para sanar la Depresión y la Ansiedad

Tabla de contenido

Introducción

Practicar

Día 1: Neurociencia

Día 2: Atención Plena o Mindfulness

Día 3: Psicología Positiva

Día 4: Terapia Dialéctica Conductual

Día 5: Terapia Cognitivo Conductual

Mezclando las terapias

Frases

Conclusión

¡Consigue Mis Libros Nuevos Gratis!

BONO GRATIS

Recursos

INTRODUCCIÓN

Mariana, mi hermosa hija de 11 años de edad murió de cáncer.

Desde entonces empecé a buscar ayuda y descubrí estas cinco terapias para superar mi tristeza y que me ayudaran a ser yo misma otra vez. Esta guía la escribí para mí y ahora quiero compartirla contigo. Si yo puedo seguirla y sentirme mejor, tú también puedes.

Déjame decirte lo más poderoso que debes saber al comenzar este libro: *Puedes cambiar físicamente tu cerebro transformando tus pensamientos*. Y puedes hacerlo sin importar tu edad, sexo, raza, estado social o creencias religiosas.

He recopilado este libro lleno de conocimientos, valentía, inspiración y revelaciones para que puedas sentir la maravilla de la Neurociencia, la Atención Plena, la Psicología Positiva, la Terapia Dialéctica Conductual y la Terapia Cognitiva Conductual por ti mismo, de manera rápida y sencilla.

Los tratamientos descritos en este libro son métodos para mejorar la salud mental y emocional. Siguiendo los ejercicios y consejos puedes tomar el primer paso en el camino hacia el bienestar mental y emocional.

Depresión:

La depresión es un tema común. Todos sabemos lo importante que es cuidar de nuestra salud mental y emocional, tanto como de nuestra salud física. *Los métodos naturales que nos ayudan a cuidar de nuestra mente significan que podemos asegurar que nuestras vidas sean más felices*, y que nos sintamos menos ansiosos y estresados.

Es normal que una persona experimente depresión y ansiedad en respuesta a los desafíos de la vida (experiencias dolorosas como la pérdida de un trabajo, la muerte de un ser querido, un divorcio u otra experiencia traumática). A las personas con depresión les empieza a ir mal en la escuela y en el trabajo, en sus relaciones y responsabilidades. Casi todas las personas sienten depresión en algún momento de sus vidas (y no saben o no se dan cuenta) y eso les hace desconectarse de experiencias que, de otra manera, enriquecerían sus vidas.

Las personas con depresión tienden a desarrollar patrones de pensamiento irreales. Por ejemplo, alguien que hace una presentación deficiente en el trabajo y se siente inútil está respondiendo no tanto a lo que sucedió sino a los pensamientos irreales que resultan de esa situación, como: "no soy lo suficientemente inteligente para este trabajo" o "soy un desastre", que son evaluaciones injustificadas y exageradas de la realidad.

En mi caso, me sentía adormecida a todo, y pequeñas cosas como levantarme y ducharme me parecían que tomaban demasiado esfuerzo. Solo quería dormir y dormir un poco más, sin notar ni importarme todo lo bueno que me rodeaba. ¿Suena familiar?

Ansiedad:

¿Qué pasa cuando estamos ansiosos? Nuestro cuerpo, pensamientos y comportamientos se transforman. El sistema nervioso autónomo es el administrador de nuestras actividades involuntarias como los latidos de nuestro corazón, la respiración, la digestión, el sudor, la presión arterial, etc. Tiene dos partes, el parasimpático y el sistema nervioso simpático.

Cuando nos enfrentamos a una amenaza que percibimos, el sistema nervioso simpático reacciona. Nuestros pensamientos se concentran en el peligro, y el sistema nervioso simpático emite una alarma, lo que resulta en una respiración y un ritmo cardiaco más rápidos, adrenalina liberada y un aumento en los niveles de glucosa en la sangre, entre otras cosas, para ayudarnos a protegernos. Así tomamos algún tipo de acción, como huir, quedarnos inmóviles o pelear.

Por ejemplo, imagina que estás caminando por la ciudad y un criminal con una pistola sale de un callejón. Tienes pensamientos como, por ejemplo, "¿qué pasa si me lastima?". Tu cuerpo también reacciona, el corazón late más rápido, los músculos se tensan, y actúas, como lanzando tu billetera y huyendo.

La ansiedad es una forma de protección del sistema nervioso simpático que salvó nuestras vidas en el pasado (preparando el cuerpo en un estado de alerta), pero en el presente a menudo se activa como una reacción a situaciones que no nos amenazan físicamente; como llegar tarde a un evento importante, problemas relacionados con el trabajo o asuntos familiares. Peor aún, la ansiedad persiste cuando los niveles de estrés permanecen altos, causando daño físico, incluyendo presión arterial alta, inflamación y un mayor riesgo de enfermedades cardiacas, entre otros. También dificulta y hace menos placentero el día a día, con síntomas que incluyen insomnio, irritabilidad, sensación de temor, pánico, inquietud, poca concentración, sudoración y tensión.

La buena noticia es que podemos aprender a controlar la ansiedad. Podemos detener todas las respuestas fisiológicas del estrés activando el sistema nervioso parasimpático. Esta parte del sistema nervioso se activa cuando el cerebro recibe el mensaje de que está seguro y sí puede relajarse. Muchas cosas aumentan la actividad nerviosa parasimpática, incluida la respiración profunda, la Atención Plena, la meditación con un mantra o frase, la visualización y muchos de los consejos incluidos en este libro.

Ansiedad: ¿la etapa que falta en el duelo?

La ansiedad no es una de las cinco fases o etapas del duelo, pero muchos expertos en salud mental sugieren que debería ser una de ellas (Bidwell, 2018).

Es razonable que la muerte nos ponga ansiosos. Perder a alguien que amamos nos hace sentir sensibles y vulnerables. Mientras estamos en duelo, con frecuencia sentimos que hemos perdido la seguridad y control en nuestra vida, nos encontramos preocupándonos demasiado sobre qué o a quién perderemos en el futuro.

Perder a alguien transforma nuestra vida cotidiana. Nos lleva a enfrentar nuestra propia mortalidad. Y lidiar con esta experiencia humana tan esencial sobre la incertidumbre de la vida puede originar ansiedad y miedo que aparecen en situaciones impredecibles, que no esperamos. Desde sentir ansiedad al manejar un carro hasta sentir la interferencia en trabajos y cosas que habíamos hecho por años y que ahora ya no parecen tan sencillas.

La magnitud de las emociones que llegan con el duelo también puede intensificar la sensación de peligro y miedo. Nunca había sentido emociones tan fuertes como cuando perdí a mi hermosa hija. Fue abrumador encontrarme llena de tristeza, ira y la sensación de estar perdida en medio de una realidad sin sentido, y estos sentimientos me estaban llevando a una ansiedad aún mayor.

Las personas que experimentan ansiedad después de una pérdida también pueden tener ataques de pánico (yo los tuve). Los síntomas pueden incluir dificultad para respirar, sensación de calor o frío en el cuerpo, mareos, náuseas, sensación de asfixia, dolor en el pecho y miedo a morir.

Cuando nos encontramos preocupados constantemente (la preocupación es una expresión de ansiedad) sobre cosas que están fuera de nuestro control, debemos tomar medidas para calmar nuestra mente y espíritu.

* * *

La intención de este libro es tratar de superar la depresión y la ansiedad, proporcionando una serie de pasos fáciles de seguir:

- **Día Uno**: Ejercitar la mente con la *Neurociencia*.

- **Día Dos**: disfrutar de una meditación de Mindfulness o *Atención Plena*.

- **Día Tres**: Practicar la gratitud y disfrutar de la *Psicología Positiva*.

- **Día Cuatro**: Explorar los sentidos y emociones con la *Terapia Dialéctica Conductual*.

- **Día Cinco**: Mirar nuestra vida y confrontar nuestros miedos con la *Terapia Cognitivo Conductual*.

- **Frases y Pensamientos**: para ayudar a controlar la ansiedad y depresión y ayudarte a sentir *alegría* de nuevo.

Vas a aprender lo que son y cómo usarlos para tratar la depresión y la ansiedad y empezar a sentirte como tú de nuevo, desarrollando un estilo de vida más saludable y subiendo significativamente el ánimo.

Creo que, si se practican todos los días, estos pasos ofrecen un conjunto de habilidades que las investigaciones han encontrado que ayudan a las personas con depresión y ansiedad a sentirse mucho mejor.

Este libro está pensado para principiantes, sin conocimiento previo de las cinco metodologías de sanación.

Una advertencia: Este libro no reemplaza la atención profesional. Diferentes cosas funcionan para distintas personas. Tal vez tú te sentirías más cómodo si te quedaras con un mismo método durante una semana en lugar de un día, o una determinada técnica puede provocarte incomodidad. Siéntete libre de cambiarla. Sé compasivo contigo mismo.

Se pueden agregar notas, resaltar y marcar incluso si estás usando un dispositivo electrónico, así como en un libro físico. Interactúa con este libro, respondiendo las preguntas y agregando tus notas.

Es necesario estar abierto a nuevas ideas para llevar a cabo muchos de los ejercicios, y contar con motivación y compromiso de tu parte. Tendrás que ser flexible, tanto en lo que estás dispuesto a hacer y en cómo piensas. Es preciso estar dispuesto a tratar de hacer y de pensar en las cosas de manera diferente.

Sólo considera que la forma en que has estado pensando puede no ser veraz y que la forma en que has estado actuando no sirve para tus objetivos, el desempeño de tu vida y para ser feliz.

Te reto a suspender cualquier incredulidad que puedas tener y en cambio te desafío a leer este libro, practicar los pasos y consejos todos los días, de lunes a viernes (¡escogiendo tus ejercicios favoritos para el fin de semana!) de una manera consistente, y ver cómo se transforma tu vida.

¿Estás listo para ser más feliz?

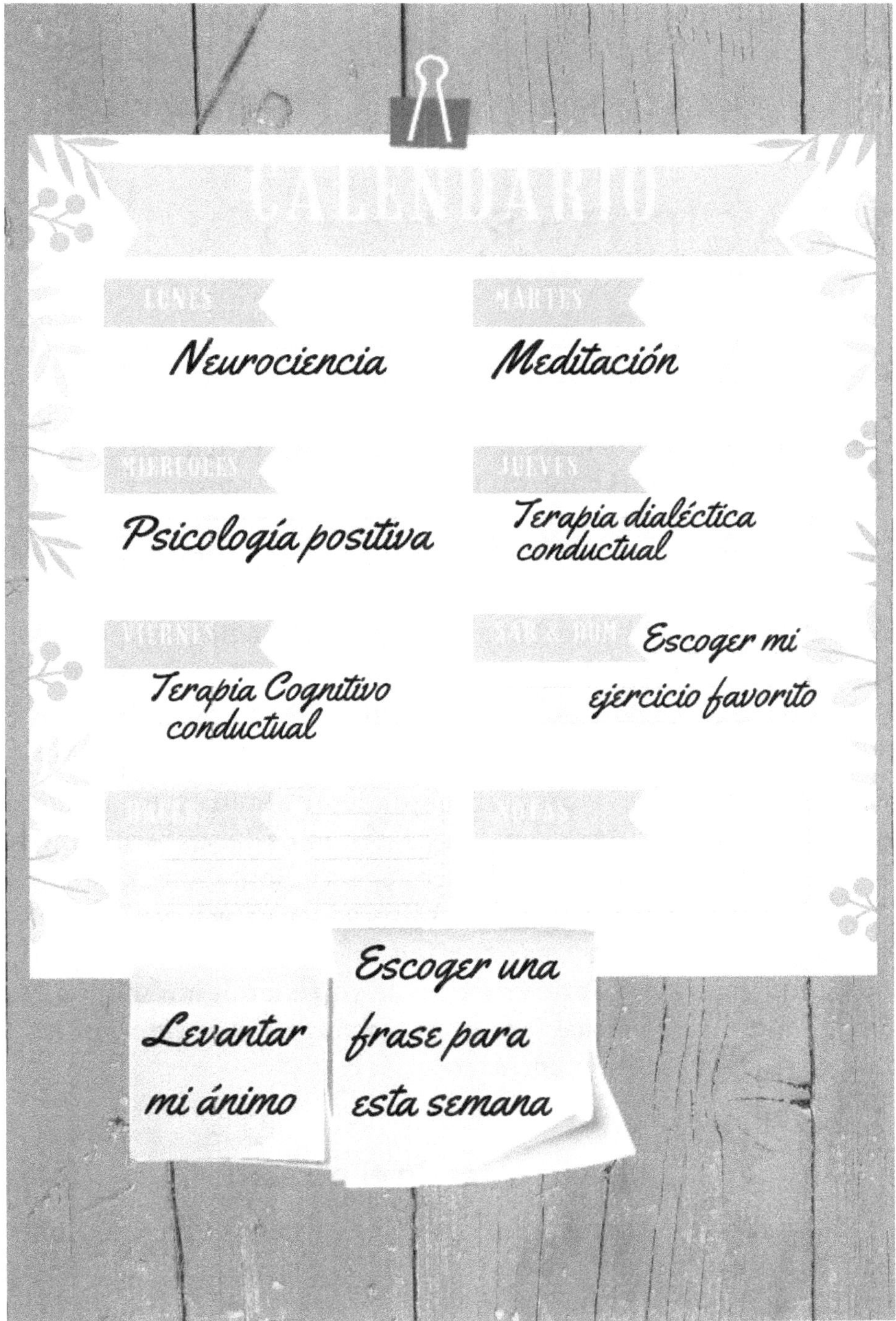
CALENDARIO
LUNES
Neurociencia
MARTES
Meditación
MIÉRCOLES
Psicología positiva
JUEVES
Terapia dialéctica conductual
VIERNES
Terapia Cognitivo conductual
SÁB & DOM
Escoger mi ejercicio favorito
Escoger una frase para esta semana
Levantar mi ánimo

PRACTICAR

Como la mayoría de las grandes ideas, el pensamiento de que podemos controlar la infelicidad y aprender la felicidad viene de hace mucho tiempo. Los filósofos de la antigua Grecia llamaron a sus intentos de controlar los sentimientos a través de la autodisciplina "askesis". Hoy en día, tendemos a asociar el "ascetismo" con abnegación y abstinencia, con personas que ayunan y se flagelan con varas de abedul. Estas costumbres medievales no tienen nada que ver con la palabra original "askesis", que en el griego antiguo simplemente significaba "práctica".

Los filósofos posteriores dirigieron lo que eran esencialmente escuelas de felicidad para entrenar las mentes de sus estudiantes. Su objetivo era formar el carácter del estudiante para que él viviera una vida más feliz y más equilibrada. La clave era la repetición intencional de ciertas experiencias. Los neurocientíficos de hoy confirman el valor de este tipo de entrenamiento mental, ya que *la imaginación puede formar y transformar el cerebro casi en el mismo grado que la experiencia real.*

Reconectando el cerebro

El fisiólogo y psicólogo ruso Ivan Pavlov ganó el Premio Nobel en 1904, y sus perros se convirtieron en los animales de laboratorio más famosos de la historia. Pavlov descubrió los fundamentos del aprendizaje después de una serie de experimentos en San

Petersburgo.

Él había notado que sus perros solo tenían que verlo con su bata de laboratorio al mediodía para comenzar a salivar. Una persona menos curiosa habría estado contenta con la sospecha de que los animales estaban esperando su comida. Pero Pavlov, un investigador apasionado quería saber más: ¿Cómo aprendieron los perros ésta feliz respuesta?

Primero, puso en marcha un metrónomo. Luego extendió carne en polvo frente a las narices de los perros. Recolectó la saliva y los fluidos digestivos que canalizó a través de un tubo hasta un cilindro de papel giratorio. De esta manera, pudo determinar exactamente cuándo los perros tenían hambre. Después de un tiempo, la saliva comenzó a fluir tan pronto como los perros escuchaban el tictac del metrónomo, incluso en ausencia de carne. Paso a paso, Pavlov cambió las reacciones naturales del apetito de sus perros y descubrió los fundamentos del aprendizaje.

Pasaron muchas décadas hasta que los científicos comenzaron a desentrañar los misterios del proceso de aprendizaje. Primero, tenían que obtener acceso a las unidades más pequeñas del cerebro, las neuronas. Para cambiar nuestro comportamiento o nuestras emociones, el cerebro tiene que cambiar, y estos cambios se originan en las neuronas. Cuanto más a menudo ocurre el cambio, más fuerte es la nueva conexión entre las neuronas.

Eso es lo que sucedió en los cerebros de los perros de Pavlov. Debido a que el científico activó el metrónomo cuando alimentó a los animales, las neuronas aprendieron la conexión. Esto explica por qué han pasado muchos años desde que te aplastaste los dedos en un cajón o te quemaste con una estufa. Gracias a algunas experiencias dolorosas de la infancia, la mente retiene una conexión tan fuerte entre "cerrar con cuidado" y "cajón" o "estufa" y "caliente", que nos acercamos automáticamente a tales objetos con mucha cautela.

De acuerdo con este principio, ya sea que memoricemos vocabulario, practiquemos un nuevo instrumento o comencemos a disfrutar del sabor de un platillo exótico, estamos cambiando cientos de conexiones entre las sinapsis de nuestro cerebro.

Una vez que se hacen las conexiones, la repetición (o práctica) las mantiene vivas. *¡Cambiar respuestas emocionales funciona de la misma manera!*

Así como las líneas de risa se graban en rostros de personas que a menudo son felices, los sentimientos también dejan sus marcas en el cerebro. La alegría o el descontento, el gozo o el enojo, la felicidad o la tristeza pueden convertirse en un hábito. Esta es la justificación neurológica de los buenos consejos para cultivar sentimientos positivos y mantener un estrecho control sobre nuestras emociones negativas.

* * *

¿Qué significa "practicar" para mí?

Soy un músico profesional que toca en una orquesta sinfónica. Mi instrumento desde que tenía doce años de edad ha sido la viola, un instrumento muy parecido al violín, pero con un tono más bajo. Siendo un músico profesional, sé lo importante que es la constancia y la práctica, aunque en mi estado depresivo, todo alrededor de mí parecía carecer de color y las actividades diarias las hacía en cámara lenta. Solo sabía y quiero que sepas que un pequeño cambio realizado con frecuencia tarde o temprano puede transformarse en resultados positivos inusuales y sorprendentes.

La buena noticia es que la elección es nuestra.

DÍA 1: NEUROCIENCIA

¿Qué es la Neurociencia?

El estudio del sistema nervioso humano, cómo funciona y cómo se desarrolla. La neurociencia se concentra en el cerebro humano y cómo influye en la función y el comportamiento.

Es posible que hayas oído que *la depresión puede ser el resultado de un desequilibrio químico en el cerebro*. Además, la depresión puede ser el resultado de la genética, enfermedades graves, ciertos medicamentos, y los eventos estresantes de la vida. De cualquier manera, la Neurociencia puede ayudar.

Gracias a la mejora en la medicina todos estamos viviendo más tiempo, y hay un aumento de la esperanza de vida y el promedio de edad de la población ha aumentado. La Neurociencia mejora las funciones de nuestro cerebro y disminuye el riesgo de enfermedades como el Alzheimer o la demencia.

Si tú transformas tu cerebro, puedes transformar tu vida. Profesores y personas increíbles como Jesús, Buda, Mahoma y Gandhi nacieron con cerebros construidos básicamente como los de cualquier otro, y luego transformaron sus cerebros en formas que conmovieron al mundo. La ciencia ahora está descubriendo cómo la corriente de pensamientos esculpe el cerebro, y estamos aprendiendo que es posible reforzar estados cerebrales positivos.

(Hanson, neurólogo, y Mendius, un neuropsicólogo. 2009. El cerebro de Buda).

Ya sea que estés molesto o tranquilo, insatisfecho o contento, tus redes neuronales determinan la tristeza o el amor que sientes. Todo el mundo tiene el poder de transformar su cerebro para mejorar. Si tú no aprovechas este poder, otros lo harán por ti; como las obligaciones en el trabajo y en el hogar, los medios y la tecnología, las personas dominantes que te rodean, los efectos remanentes de experiencias pasadas, etc. (Hanson. 2013. Cableando felicidad: la nueva ciencia del cerebro).

Utiliza la capacidad latente e inutilizada de tu cerebro y vuelve a cablearlo para obtener una mayor felicidad y tranquilidad.

Este capítulo es una guía práctica para entrenar tu cerebro; tiene herramientas que puedes utilizar para cambiarlo gradualmente y mejorarlo.

¿Cómo se puede utilizar la Neurociencia para mejorar tu salud mental y emocional?

En primer lugar, todos sabemos que los estudios han demostrado que nuestro cerebro responde positivamente a ciertos alimentos. Los arándanos, la col rizada y las nueces tienen altos niveles de antioxidantes y una dieta mediterránea puede conducir a funciones cerebrales superiores. Sin embargo, comer alimentos de granos enteros, pescado y beber vino tinto no es la única manera para aumentar la salud mental.

Un descubrimiento en la ciencia ha expuesto que el cerebro adulto permanece abierto para transformarse a lo largo de su vida. Aunque muchos científicos del cerebro han afirmado en el pasado que la mente es solo la actividad del cerebro, ahora podemos observar la relación entre estos dos elementos de nuestras vidas desde un punto de vista diferente. Cuando pensamos en la mente como un medio incorporado y relacional que controla el flujo de energía e información, llegamos a comprender que, de hecho, podemos usar la mente para transformar el cerebro. La verdad es que la forma en que concentramos nuestra atención, la manera en la que dirigimos deliberadamente el flujo de energía e información a través de nuestros circuitos neuronales puede modificar de inmediato la actividad del cerebro y su construcción. La clave es conocer los pasos para utilizar nuestra conciencia de manera que fomente bienestar. (Siegel, MD. 2009)

Al igual que cualquier otro músculo en tu cuerpo, si no usas tu cerebro, va a disminuir en fuerza. Es esencial entrenar tu cerebro y mantenerlo estimulado. Usar las áreas del cerebro que se utilizan con menos frecuencia ayudará a la salud mental y emocional en general.

El cerebro es el órgano que puede aprender, por lo que está destinado a ser transformado por sus experiencias. Como dicen en neurociencia: las neuronas que se lanzan juntas se conectan. Las situaciones mentales se convierten en conductas neuronales. Cada día, tu mente está construyendo tu cerebro. Destaca una verdad: *las experiencias importan*. No solo por las sensaciones del momento, sino también por los rastros duraderos que sitúan en tu cerebro. Tus experiencias de alegría, tristeza, ansiedad y amor pueden producir cambios reales en tus redes neuronales. (Hanson. 2013).

La región frontal izquierda de tu cerebro se vuelve más activa a medida que te conviertes en una persona más feliz. Esta área se correlaciona con la reducción de la ansiedad y un estado emocional positivo. (Richard Davidson et al. 2004)

¿Cuáles son los mejores ejercicios para el entrenamiento de tu cerebro?

Es importante ejercitar tu cerebro todos los días y estos sencillos ejercicios te ayudarán a estimular tu cerebro y mantenerlo ocupado. Recuerda vincular cada ejercicio con una experiencia positiva.

El potencial oculto de las experiencias positivas frecuentes transformará tu cerebro, y por lo tanto tu vida, para mejorar.

Asegúrate de que cada día las buenas experiencias se conviertan en una buena construcción neuronal. Estimularás estados mentales y luego los establecerás como distintivos neuronales. (Hanson. 2013).

- **Utiliza la mano opuesta**: Investigaciones han demostrado que el uso de la mano no dominante para hacer tareas simples tiene resultados de una rápida mejora en la parte de la corteza que controla la información táctil. Comienza el día peinando el cabello y cepillándote los dientes con la mano opuesta. Puede ser divertido y un poco frustrante, pero tu cerebro va a ser confrontado y una red de conexiones neuronales van a empezar a funcionar.

- **Ducha en la oscuridad**: Trata de bañarte en la oscuridad o simplemente mantener los ojos cerrados. Siente a los grifos utilizando el tacto y hazte consciente de las variadas texturas de tu propio cuerpo. Siente el agua cayendo por tu cuerpo, la forma y suavidad del jabón, el aroma y la fragancia del champú. Tu cerebro se beneficiará con el nuevo conjunto de mensajes multi sensoriales que le lleguen en lugar de las visuales de siempre.

- **Abre la ventana del coche**: ¿Te has preguntado por qué a los perros les encanta sacar la cabeza fuera de la ventana? Ellos aman los innumerables sonidos y olores que asaltan a sus sentidos. Abrir la ventana le permite a tu cerebro construir mapas mentales con la lluvia de nuevas imágenes y sonidos que encuentra. También suministra el hipocampo con la materia prima para la construcción de nuevos recuerdos.

- **Postura**: ¡Las personas no nos damos cuenta de que la postura afecta a nuestro bienestar emocional, pero lo hace! Estar sentado en una posición encorvada puede hacer que tu cerebro esté predispuesto a estar decaído. Esta reacción está arraigada en nuestra biología humana y es importante que la corrijamos. Cuando se utilizan pequeños dispositivos inalámbricos como teléfonos inteligentes y tabletas adoptamos una posición agachada. Encorvarse sobre un dispositivo es malo para el cerebro. Así es que, ¡a sentarse en su silla y enderezar la columna vertebral!

- **Usa el tacto para identificar objetos**: Nuestros cerebros utilizan regularmente las imágenes visuales para distinguir los objetos cotidianos, pero utilizar el tacto usa la zona cortical del cerebro que procesa la información táctil. Trata de colocar una pila de monedas en el bolsillo e identificarlas únicamente por el tacto. La atención de tu cerebro se va a activar y a estar alerta a tus sentidos.

- **Participa en un debate en línea**: Si bien hay lugares en línea que no son tan productivos, hay foros en internet donde hay gente inteligente que están compartiendo sus pensamientos. Leer los puntos de vista e interactuar con personas afines provoca energía en el cerebro y aumenta su estimulación. Prueba la sección de comentarios de tu revista favorita o busca un tema relevante en un foro de lectura. Hacer esto te ayudará a sentirte conectado y aceptado.

- **Mantén un diario**: Escribir los pensamientos a menudo es descartado como un pasatiempo para las niñas preadolescentes y adolescentes enamorados, pero poner la pluma en el papel puede ser increíblemente liberador. Escribir las cosas ayuda a aumentar las capacidades cognitivas y ayuda a cristalizar los pensamientos. También tendrás una comprobación escrita de tus pensamientos y puedes rastrear o darte cuenta del origen de tus éxitos y fracasos. De lo que te funciona y de lo que necesita cambiarse.

- **Juega 10 cosas**: fortalece tu cerebro pensando en usos alternativos para objetos cotidianos. Toma un objeto ordinario, como una taza y imagina 10 cosas diferentes que pueda ser (como un florero, un lugar para organizar lápices, para poner monedas, una vela, una maceta…).

- **Ejercicios de memoria**: ¿Piensas que hacer la lista del súper es tedioso y aburrido? Trata de memorizarla e ir a la tienda una hora después. Haz cada vez listas más complicadas, más largas y entrena tu cerebro cada vez más.

- **Haz los cálculos de matemáticas que utilizas diariamente**: Todos los días, permitimos que los dispositivos calculen por nosotros. En lugar de eso, trata de hacer los cálculos en tu cabeza. Sólo haciendo una simple suma o resta al día te va a ayudar a entrenar el área del cerebro que se ocupa de las matemáticas. ¿Por qué no ponerlo más complicado y resolver problemas de matemáticas mientras cocinas?

- **Cuenta una historia**: Contar historias es un gran estimulante mental. Todos nos involucramos en conversaciones y compartimos las experiencias que hemos tenido, pero ¿cuántos pensamientos ponemos en estas conversaciones? Contar cuentos y relacionar los eventos importantes de la vida se utilizan como tratamiento para los enfermos de Alzheimer y ayudan a mejorar la memoria. Mientras te preparas para dormir repasa los eventos del día en tu cabeza. Revive el momento desde que te despertaste hasta que te fuiste a acostar y considera cuál fue la experiencia más interesante que sucedió. Anota los puntos relevantes en un bloc de notas y determina cómo puedes hacer de esto una buena historia.

- **Memoriza números de teléfono**: En los días previos a los teléfonos inteligentes e incluso teléfonos celulares, todos teníamos que memorizar los números de nuestros conocidos. Trata de recordar los números de tus amigos, dividiéndolos en secciones, por ejemplo, 801 777 9512 es mucho más fácil de recordar que 8017779512.

- **Aprende un nuevo idioma**: inglés, alemán, francés, chino, ruso…Ejercita tu cerebro memorizando y estudiando un idioma nuevo. En tu cerebro, asociaciones antiguas se van a reconectar y nuevos caminos neuronales se van a crear.

- **Cambia el olor de la mañana**: Despierte a un olor diferente al café. Ten un poco de tu aroma favorito (lavanda, rosa, un aceite de aromaterapia, unas hierbas…) cerca de tu cama en un recipiente cerrado y libéralo y huélelo cuando te despiertes y en toda la mañana.

- **Empieza un nuevo pasatiempo**: Colorear libros para adultos, pintura al óleo, hacer colchas, cerámica, bordado, fotografía, cocina, hornear, yoga, pilates, Zumba, tai-chi, bicicleta, montañismo, trabajo con piel, escultura, tenis, futbol, basquetbol, jardinería, tocar un instrumento, dibujar, ser voluntario de un centro de animales o cualquier otro pasatiempo que se te ocurra. Una nueva habilidad estimula tu cerebro.

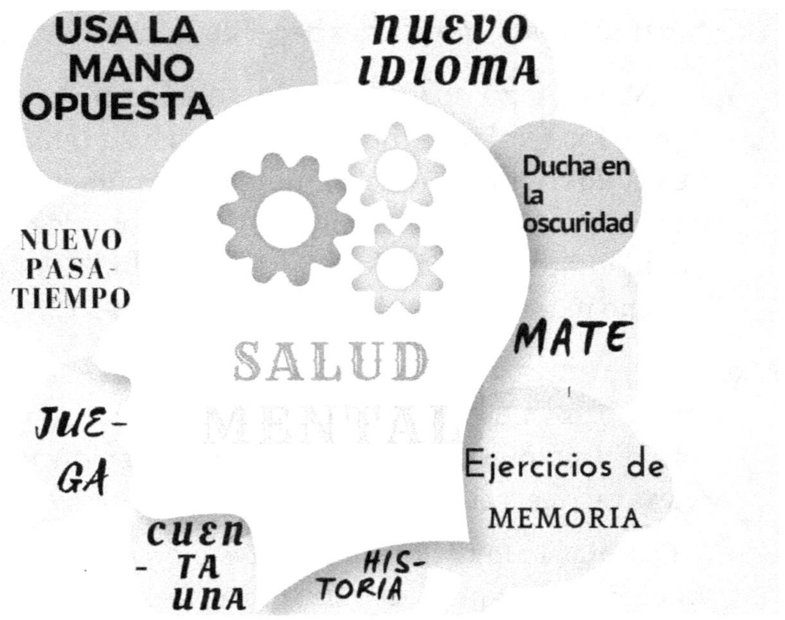

La Neurociencia puede sonar como que se debe dejar a los científicos, pero todos los ejercicios anteriores son una forma de Neurociencia. Tu cerebro es el órgano más importante de tu cuerpo, y lo que ocurre en él decide tus pensamientos y sentimientos, lo que dices y lo que haces. Muchos estudios confirman que tus experiencias cambian constantemente tu cerebro de una forma u otra.

Ya sea que tengas 20 o 70 años de edad, tu cerebro es capaz de crear nuevas células y se beneficiará con el ejercicio del cerebro.

* * *

¿Qué es la Neurociencia para mí?

En mi caso, a mi nena Mariana le encantaba probar nuevas actividades. Me tenía de un lado al otro en clases de ballet, de jazz, de ajedrez, de kumon, de natación, tae kwon do, etc. Yo me considero una persona a la que le gusta probar cosas nuevas, pero cuando mi pequeña se fue a otra dimensión, mi nivel de energía bajó considerablemente. Hacía muchas cosas en automático, sin pensar en nada, e hice un esfuerzo para hacer otras más para mi otra hija, Lili, que es un torbellino, y a la que apenas puedo seguirle el paso.

Cuando empecé a probar la Neurociencia, al principio me costó mucho trabajo. Las cosas normales, seguir una vida normal me parecía requerir una cantidad inusual de esfuerzo y probar cosas nuevas parecía casi imposible. Así es que empecé con pequeños cambios, cosas que no requirieran tanta energía. Un paso a la vez, un día a la vez.

Pensando en la Neurociencia regresé a tocar la flauta, un instrumento que no había tocado desde la secundaria. A tocar algunas notas y melodías. Volví a ver películas y libros en francés (algo que tampoco había hecho en los últimos diez años). Con la ayuda de una muy buena amiga, Abigail, fui a un vivero y compré plantas para cuidarlas y alimento para pájaros y colibríes. Sabía que todas estas actividades creaban nuevas conexiones en mi cerebro y eran divertidas y me hacían sentir mejor.

¿Tú que pequeño gran cambio quieres experimentar?

¡Ábrete a algo nuevo y entrena tu mente con un ejercicio de Neurociencia para el Día Uno!

DÍA 2: ATENCIÓN PLENA O MINDFULNESS

¿Qué es Atención Plena o Mindfulness?

Es estar consciente de manera deliberada a lo que hacemos, prestando atención objetivamente a las ideas que surgen de nuestra mente, a lo que sentimos en nuestro cuerpo por dentro y por fuera, incluyendo al ambiente que nos rodea, sin juzgar o rechazar en alguna forma las vivencias.

La Atención Plena se trata de observar lo que se siente, sin inquietarse por las dificultades de la vida, ni de dónde vienen, ni los efectos que tienen. No se busca cómo resolver los problemas. El Mindfulness es estar en el momento presente sin juzgar.

Hasta hace poco la Atención Plena no era una práctica común en Occidente, pero a medida que se han refutado los mitos se ha demostrado ser una forma popular de terapia. Este proceso de una simple meditación consiste en centrar tu atención en la respiración a medida que fluye dentro y fuera de tu cuerpo. Este enfoque permite reflexionar sobre los pensamientos a medida que surgen en la mente.

Si tú eres como yo y muchos otros, pasas de una cosa a la otra a lo largo del día. Pero mientras estás corriendo por aquí y por allá, ¿cuándo fue la última vez que tomaste un descanso por unos segundos para disfrutar y sentir uno de los momentos positivos que ocurren incluso en el día más caótico? Si no tomas esos segundos adicionales para sentir y disfrutar de la experiencia, esta atraviesa como una brisa en un día de verano, agradable, pero sin un valor duradero.

Perfeccionando la concentración en la meditación, se encuentra de forma natural que los problemas *se van dejando ir* en vez de luchar contra ellos. Encontrarás que tus pensamientos tienen un patrón natural y cuando se les permite, van a encontrar el orden natural para aparecer y desaparecer en tu mente. Imagínate unas burbujas de jabón en el aire que aumentan y aumentan para luego ir desapareciendo a medida que las burbujas estallan. Así van a ser tus pensamientos, burbujas que se van dispersando cuando hayas terminado con ellos.

La Atención Plena no se trata de autocrítica, sino que implica la *autocompasión*. Todavía te encontrarás con situaciones tristes y estresantes, pero vas a ver cómo pasan las nubes oscuras que pueden ser impactadas por tu positividad. La Atención Plena permite reconocer los pensamientos negativos y tratar con ellos antes de que te causen ansiedad y depresión.

"Los neurocientíficos se están poniendo al día con lo que los que meditan han sabido durante miles de años: ¡la meditación en realidad hace que nuestros cerebros sean mejores!" La meditación te da un sueño más profundo, un estado mental más sereno, menos estrés, más energía, mejor sexo y mucho más. (Fletcher. 2019. Estrésese menos, logre más).

La meditación regular puede dar lugar a mayores niveles de felicidad y bienestar y afectar positivamente tu forma de pensar. Este aumento en el bienestar personal te ayudará a tener menores niveles de depresión, estrés e irritabilidad. Estudios han demostrado que la práctica de la meditación ayuda a la salud física, así como al bienestar mental y emocional. *Los que practican la meditación regularmente ven médicos con menos frecuencia y están menos días en hospitales.*

A medida que te conviertes en una persona más feliz, la región frontal izquierda de tu cerebro es más activa. Esta área está vinculada con una disminución de la ansiedad y un estado emocional positivo. En un estudio, los análisis de sangre que se tomaron de personas que meditaron dos meses después de recibir las vacunas contra la gripe tenían una mayor protección que aquellos que no lo hicieron. Esto fue revelado por anticuerpos formados contra el virus de la gripe. A lo largo de la meditación, le estás enseñando a tu mente a no actuar solo sobre los sentimientos y a reducir tu estrés corporal. La meditación se usa con frecuencia para aliviar la depresión que a menudo es causada por el estrés. (Richard Davidson et al. 2004).

A pesar de estas ventajas, algunas personas aún desconfían de la práctica de la meditación y creen que ciertos mitos son verdad. Aquí están algunos de los mitos que rodean la Atención Plena y razones por las que **no** son ciertas:

- La Atención Plena es una práctica religiosa: Mientras que algunas personas que practican la meditación tienden a ser espirituales o religiosos, los dos no están conectados. La Atención Plena es un entrenamiento mental y muchos ateos y agnósticos meditan con frecuencia.

- Es necesario sentarse con las piernas cruzadas para hacerlo correctamente: No es cierto. La Atención Plena se puede practicar en cualquier posición. ¡A los medios de comunicación les encanta retratar a la gente que medita con las piernas cruzadas, delgados y flexibles, pero si tú prefieres sentarte en una silla, eso funciona igual de bien! Puedes meditar en cualquier situación, viajando en un autobús, tren o camión está muy bien, ya que estás utilizando el tiempo para centrarte en tu vida.

- Se necesita mucho tiempo para meditar: El tiempo es relativo a todos nosotros y la cantidad que se toma en la meditación es una elección personal. La Atención Plena te ayudará a darle menos importancia a las presiones de tu vida y, como tal, te ayudará a tener más tiempo libre.

- La Atención Plena te convertirá en un tipo de "Stepford Wife" donde las personas ignoran sus problemas y nunca nada está mal: La meditación no te permite aceptar lo inaceptable. Es simplemente claridad de pensamiento que te permite ver la vida con una visión más profunda. Esto te ayudará a tomar decisiones más inteligentes y tener mayor compasión por los demás.

¿Cómo usar la Atención Plena?

Usa la concentración de tu mente para controlar el poder de la atención para mejorar tu vida y tus relaciones con los demás, para hacer caminos neuronales hacia la felicidad y para estimular y reforzar los fundamentos neuronales de la alegría, la bondad y los estados mentales.

La ciencia confirma aún más que cuando desarrollamos la compasión y la Atención Plena en nuestras vidas, cuando dejamos de lado las opiniones y los juicios y nos concentramos por completo en el presente, controlamos los circuitos sociales del cerebro para permitirnos cambiar incluso nuestra relación con nosotros mismos.

A través de meditaciones paso a paso y ejercicios de Atención Plena, aprenderás cómo tener los estados cerebrales de paz, felicidad y compasión en lugar de miedo, tristeza y enojo. Tendrás un crecimiento psicológico positivo que, de muchas maneras, transformará la forma en que vives en tu vida cotidiana. (Hanson, PhD. neurólogo y Mendius, MD neuropsicólogo. 2009).

Ejercicios de Atención Plena:

El mundo es un lugar muy concurrido y a menudo puede ser difícil encontrar tiempo para meditar. Estos simples ejercicios de meditación pueden ser una gran manera de vaciar tu mente y encontrar algo de calma (muy necesaria), y paz en medio de la locura diaria.

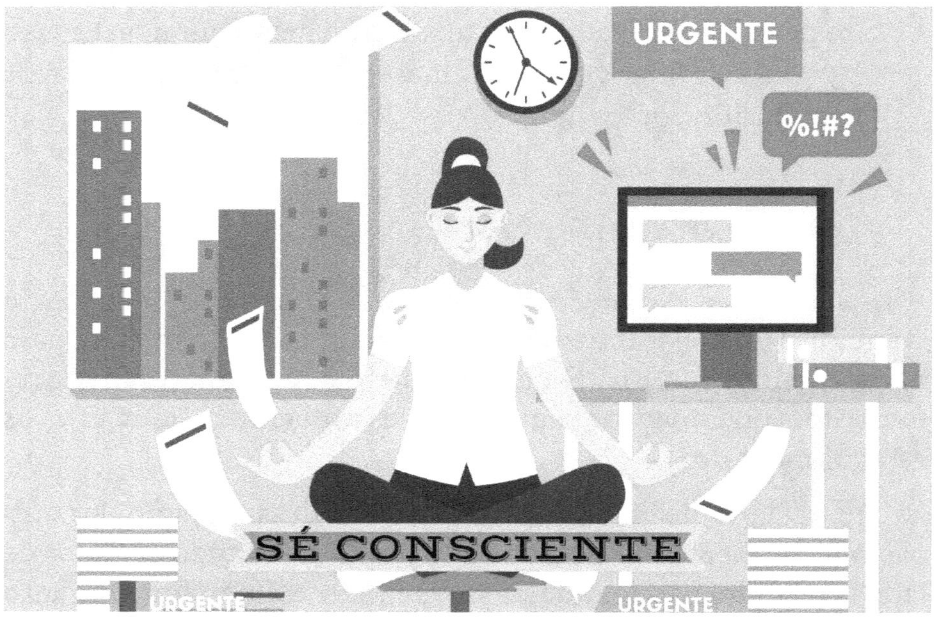

No hay una forma incorrecta de hacer una meditación, haz lo que te parezca correcto. Las instrucciones son solo recomendaciones; pausa lo que quieras entre los pasos.

- **Respiración Consciente**

Esto se puede hacer en cualquier lugar y es la base de la Atención Plena.

1) Inhala y exhala lentamente durante un periodo de ocho segundos

2) Toma el aire por la nariz y exhálalo por la boca

3) Despeja tu mente y deja que tus pensamientos se desaparezcan

4) En el centro de tu mente ve cómo tu respiración entra y sale de tu cuerpo

5) Permite que tu conciencia regrese, considera cada pensamiento que tuviste y luego deja que se disipen con tu próximo aliento

¿Nunca habías meditado antes? ¡Adivina qué, ahora lo has hecho!

Vamos a explorar la etapa siguiente,

● **Observación Consciente**

Este es un ejercicio poderoso que está diseñado para ayudarte a apreciar tu entorno y conectarte con la belleza de la naturaleza.

1) Elige un objeto natural que esté cercano y céntrate en ello durante un minuto o dos. Elige una flor, un animal o incluso el sol o la luna.

2) Relájate y observa el objeto que estás viendo por todo el tiempo que tu concentración te lo permita.

3) Imagínate que estás viendo el objeto por primera vez y permítete estar extasiado por su presencia.

4) Siente la conexión con la naturaleza y accede a que la energía te llene de un nuevo propósito.

El siguiente tipo de ejercicio está diseñado para cultivar una apreciación de tu vida cotidiana. Con demasiada frecuencia, vamos a la deriva a través de nuestro día en piloto automático y dejamos de ser conscientes de las cosas simples que hacemos y el efecto que tienen sobre los demás.

- **Prestar Atención con Consciencia**

Este es un ejercicio personal que se puede adaptar a tu rutina diaria.

1) Elige algo que haces cada día más de una vez. Por ejemplo, hacer el café en casa y en el trabajo.

2) La próxima vez que comiences a hacer el café aprecia los elementos que se necesitan para completar la tarea.

3) Oler el rico café y apreciar el agua cristalina que viene de tu grifo. Maravíllate por las manos que recogieron el café en tierras lejanas y las que lo tostaron o polvorizaron por ti. Aprecia el esfuerzo que hicieron muchas personas para que el café llegara a tus manos.

Si te encuentras con un pensamiento negativo, tomate un momento para examinar por qué. Vas a aprender a descartar la negatividad como inútil y liberarla de tu mente.

- **Escuchar con Consciencia**

A menudo nos encontramos rodeados de sonidos, pero rara vez nos tomamos el tiempo para apreciar lo que estamos escuchando. Prueba el siguiente ejercicio para apreciar la música y la belleza del sonido:

1) Elige una pieza de música que nunca has oído antes y que es de un género que no estás acostumbrado a escuchar.

2) Cierra los ojos y ponte auriculares

3) Explora todos los aspectos de la música que estás escuchando. Separa los sonidos de los instrumentos y escucha con cuidado

4) Concéntrate en las voces y escucha el rango y el tono de la letra. Céntrate en la música en lugar de cómo te sientes al respecto y abre tu mente a nuevas experiencias.

- **Escoger un mantra** o una frase o palabra que repitas una y otra vez durante 10 a 15 minutos, cierra los ojos y respira.

1) Elige un lugar cómodo.

2) Cierra los ojos.

3) Inhala y exhale lentamente, llevándote el aire por la nariz y sacándolo por la boca.

4) Sé consciente de tu respiración cuando entra y sale de tu cuerpo.

5) Repite el mantra elegido durante diez a quince minutos, disfrutando del estado mental que crea.

6) Permite que tu conciencia regrese poco a poco.

En el capítulo de frases hay muchas que puedes escoger o elige un mantra de una palabra (y escribe unos que resuenen en ti):

MANTRAS:

- Gratitud
- Amistad
- Soy
- Paz
- Amor
- Gozo
- Alegría
- Seré

- Armonía
- Serenidad
- Energía
- Luz
- Valor
- Belleza
- Cariño
- Virtud
- Inspiración
- Ternura
- _________
- _________
- _________

Estos ejercicios se pueden hacer en cualquier lugar, y en cualquier momento y van a ayudarte a cultivar unos minutos de Atención Plena para aclarar tu mente y hacerte sentir mejor, en lugar de existir en piloto automático.

Ternura
Gratitud
amistad
Inspiración
SOY
VIRTUD
paz
MANTRAS
CARIÑO
AMOR
belleza
GOZO
VALOR
ALEGRÍA
Seré
LUZ
ENERGÍA
ARMONÍA
Serenidad

❋ ❋ ❋

¿Qué es la "Atención Plena" para mí?

La Atención Plena o Meditación Consciente es uno de los métodos de sanación que más me ha gustado. Trato de hacerlo por lo menos dos veces al día. Me siento, respiro y simplemente disfruto del momento. Lo siento como un apapacho. Un lugar sin pasado ni futuro. Un momento en que no tengo preocupaciones ni ansiedad sobre lo que viene o lo que fue y ya no es. Un momento para volver a encontrarme conmigo misma y solo ser. También un lugar para reflexionar y muchas veces darme permiso para sentir y dejar salir las emociones atrapadas que no tienen cabida en el ajetreo de la vida diaria.

Después de que mi niña murió, mi vida se volvió un caos. Todo estaba al revés y nada parecía estar bien. El espacio que dejó Mariana era demasiado grande. Nada tenía sentido. La vida ahora parecía llena de incertidumbre. Descubrir la Atención Plena fue como un regalo. Un momento donde el dolor y la tristeza se evaporaban por unos momentos y yo solo era yo. El repetir el mantra que resuena más en mí en ese momento me centra, me calma y me llena de energía.

Ya no me imagino una vida sin Atención Plena, se ha vuelto parte de mi vida. Me encanta tener ese espacio para mí. ¿Quieres probarla?

¡Disfruta de una meditación consciente el Día Dos!

DÍA 3: PSICOLOGÍA POSITIVA

"**¿Q**ué está mal en las personas?" es la pregunta que deliberaron la mayoría de los psicólogos en los últimos 100 años. La respuesta era una avalancha de ideas sobre el "lado oscuro" humano. En este nuevo siglo, la pregunta: "¿Qué está bien en las personas?" está en el centro de la psicología positiva, que es el enfoque científico utilizado para identificar las fortalezas y capacidades de las personas, fomentando su funcionamiento positivo. La terapia no es solo reparar lo que está roto, es apreciar lo que es mejor dentro de nosotros mismos. La Psicología Positiva trata de encontrar una visión más completa y equilibrada de los seres humanos. (López, Teramoto, et al. 2018. Psicología Positiva: las exploraciones científicas y prácticas de las fortalezas humanas).

La psicología a menudo se ha utilizado para destacar las deficiencias de los individuos en lugar de centrarse en los aspectos positivos. *La felicidad y el bienestar son la piedra angular de la terapia positiva y se centra en las cosas que hacen que valga la pena vivir.*

Fundada hace 20 años esta orientación en la psicología aspira a mejorar la fuerza personal, el flujo y la creatividad. Se centra en la salud psicológica, la sabiduría y el bienestar.

Los estudios sobre emociones positivas muestran que éstas

disminuyen el estrés, ayudan a curar heridas psicológicas y desarrollan fuerza, felicidad y satisfacción en la vida. Las emociones positivas inspiran la búsqueda de oportunidades, crean ciclos positivos y promueven el éxito. También refuerzan el sistema inmunológico, protegen el corazón y fomentan una vida más larga y saludable. (Hanson. 2013).

Deja que los eventos de la vida se conviertan en un buen acontecimiento, no solo en un flujo de situaciones sin importancia; y luego permanece con ellos durante al menos unas cuantas respiraciones, prestándoles atención, sin pasar rápidamente a otra cosa. Deja que la sonrisa de un ser querido, la amabilidad de un extraño, la caricia de una mascota se sienta como algo bueno que se está metiendo dentro de ti y se convierta en parte de ti. Toma los muchos buenos momentos de cada día dentro de ti. Son solo unos segundos a la vez, es fácil y agradable. Y empezarás a sentirte mejor.

¿Cuáles son los puntos de interés utilizados por los psicólogos positivos?

En lugar de "la solución de problemas" la psicología positiva se centra en los potenciales. Hay tres diferentes niveles de operación y estos son los objetivos previstos en cada uno de ellos:

1) **Nivel subjetivo:** Este nivel se ocupa de los sentimientos personales e incluye el estudio de las experiencias positivas. *Centrándose en el optimismo, el objetivo es promover la satisfacción interior y la alegría.* El aumento de tu agrado con la vida te ayudará a sentirte feliz y permitir que tus emociones fluyan con mayor libertad. Este nivel tiene que ver con sentirse bien en lugar de hacer el bien.

2) **Nivel individual:** Aquí nos ocupamos de lo que constituye una "buena vida". ¿Cuáles son las cualidades que hacen a una "buena persona"? El estudio de las fortalezas y virtudes humanas y aprender a incorporarlos en nuestras vidas nos ayu-

dará a lograr habilidades interpersonales. *El aumento de la capacidad de amar, el desarrollo de habilidades de mentalidad hacia el futuro, volverse más valiente y aprender el arte del perdón nos ayudará a desarrollarnos en un ser humano bien redondeado.*

3) **Nivel de grupo:** Este nivel se concentra en el aspecto social de nuestro ser. La forma en que interactúan las comunidades y las que se consideran las cualidades de un buen ciudadano. Se estudian las responsabilidades sociales, y se anima a la civilidad y el altruismo. La psicología positiva a este nivel mejora las habilidades sociales y desarrolla una ética de trabajo saludable.

¿Por qué es importante la psicología positiva?

Es importante que la sociedad cambie la forma en que ve la psicología. En lugar de concentrarse en ella como algo negativo debe ser considerada como un campo de la ciencia que puede ayudar a la auto mejora. Por ejemplo, si le mencionas a un amigo que estás viendo un psicólogo lo más probable es que ellos te respondan "¿Por qué, ¿cuál es tu problema?" La psicología positiva se está esforzando para cambiar esa respuesta a "Guau, eso es genial, ¿Estás pensando en mejorar?"

¿Cómo se puede introducir la Psicología Positiva en tu estilo de vida?

La forma más rápida de tener emociones positivas y desarrollar fortalezas internas como el valor, un sentido de perspectiva de la vida y la empatía es tener sucesos de ellas en primer lugar. Si quieres sentir más gratitud, centra tus pensamientos en estar agradecido. Si deseas sentir más amor, busca y permanece en reuniones y acontecimientos en los que te sientas aceptado, bienvenido, querido, visto, valorado, estimado o apreciado. La respuesta a la pregunta de cómo desarrollar cosas buenas dentro de tu mente es esta: crea y encuentra circunstancias de ellas. Esto entretejerá los sucesos en tu cerebro, construyendo sus circuitos neuronales, para que puedas tenerlos contigo dondequiera que vayas.

Las acciones tangibles no tienen que ser grandes cambios en tu vida. Estos son algunos consejos para ayudarte a introducir la Psicología Positiva y cambiar tus hábitos. Cambia las conexiones de tu cerebro con estos pequeños cambios y aumenta tu bienestar.

- **Diario de gratitud:**

Este es uno de los ejercicios más conocidos para introducir la Psicología Positiva en tu mundo. Entonces, ¿qué es la gratitud? En pocas palabras se trata de *una apreciación por la vida.* La gratitud también puede actuar como un amortiguador frente a las emociones negativas. Centrándote en el presente y apreciando lo que tienes puede ayudar a gastar menos tiempo concentrándote en lo que podría haber sido. Demasiado tiempo se dedica a la preocupación y a la envidia de lo que los otros tienen. *Las personas que están agradecidas a menudo son más felices, tienen más esperanza y mayores niveles de energía.*

Mantener un diario de gratitud es una gran manera de practicar la gratitud.

Escoge tres cosas que agradeces y escríbelas:

      1. _____________________

      2. _____________________

      3. _____________________

Describe los sentimientos que tienes para estos elementos que escogiste y cómo te hacen sentir:

      1. _____________________

2. _______________

3. _______________

Intenta hacer este ejercicio seguido y vas a encontrar que te sientes diferente acerca de los placeres de la vida.

También puedes hacerles frente a los pensamientos negativos sustituyéndolos por los de agradecimiento. (Tal vez tu pareja puede haber olvidado tu cumpleaños, pero la razón de ello es que está trabajando mucho para que se puedan ir de vacaciones).

Escoge tres pensamientos negativos:

1. _______________

2. _______________

3. _______________

Reemplázalos con pensamientos de agradecimiento:

1. _______________

2. _______________

3. _______________

- **La visita de gratitud:**

Existen personas que han influido mucho en tu vida, tal vez te ayudaron cuando otros no podían y te apoyaron en los momentos difíciles. Cualesquiera que sean las razones, te sientes bendecido de tenerlos en tu vida. *Escribe una carta en la que enumeras todas las razones por las que les estás agradecido y por qué te gusta tenerlos en tu vida* y luego léeles la carta a ellos. Visitar a alguien y expresar tu gratitud es un viaje personal y aumentará tu bienestar interior significativamente.

- **Consciencia de la fuerza personal:**

El desarrollo de tus propias fortalezas personales implica un autoexamen y reflexión. Hay seis virtudes que figuran en la Psicología Positiva y es importante darse cuenta del papel que desempeñan en nuestras vidas. Estas seis virtudes son las siguientes:

1) Comprensión

2) Imaginación

3) Fuerza

4) Valor

5) Humildad

6) Generosidad

Con el fin de mejorar la consciencia de ti mismo, trata el siguiente ejercicio:

Utiliza una tabla para enumerar los siguientes detalles de tu vida cotidiana:

1. Fecha

2. Describir la actividad

3. Experiencia emocional

4. Nivel de Placer 1-10

5. Niveles de energía

6. ¿Qué puntos fuertes o virtudes se utilizaron?

Esta forma de documentación te ayudará a mejorar tus fortalezas de carácter y aumentar tu crecimiento personal.

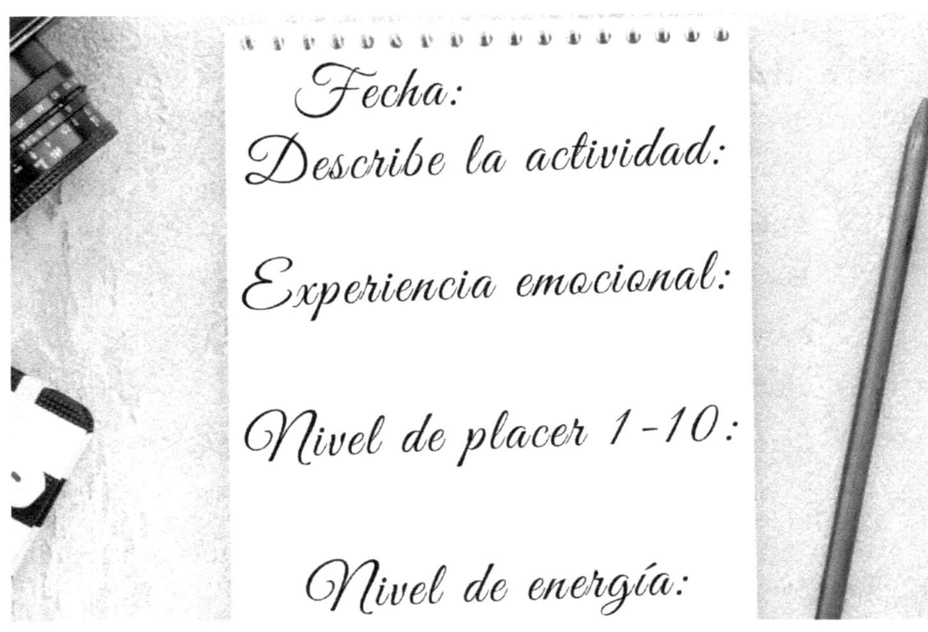

- **Tu mejor ser en el futuro:**

¿Alguna vez has ido a una entrevista y te han preguntado: "¿Dónde te ves en 5 años?" La Psicología Positiva nos anima a hacer la misma pregunta acerca de nosotros mismos a nivel personal. Este es un ejercicio de autoactualización y se concentra en el mejor futuro posible para todas las diferentes áreas de nuestra vida.

Reflexiona sobre tus objetivos más importantes en las diferentes áreas de tu vida. Romántica, profesional, educativo, social y físico. Imagínate cómo te sentirías al lograr todas tus metas y reflexiona sobre cómo sería la vida si todo te fuera bien. Pregúntate:

1. ¿Qué estaría haciendo profesionalmente?

____

2. ¿Estarías viviendo en otro lugar?

____

3. ¿Cómo sería un día habitual?

____

4. ¿Cómo te sentirías emocionalmente?

____

5. ¿Cómo se beneficiaría tu familia?

____

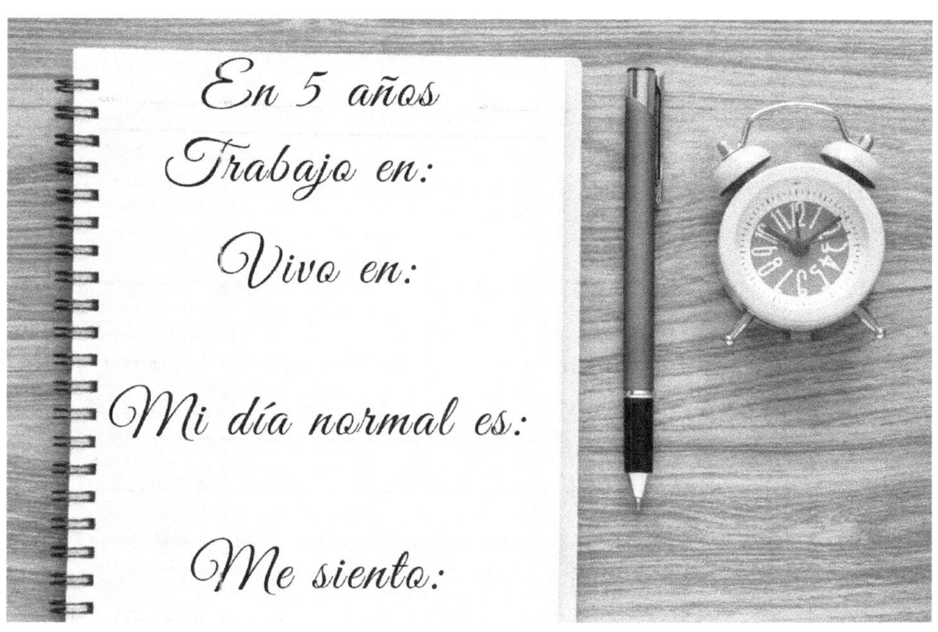

- **Ten un acontecimiento positivo:**

  1. Deja que se adentre profundamente en ti.

  2. Mejóralo.

  3. Empápate de él.

  4. Une el suceso positivo con un evento negativo y

deja que el primero calme, alivie y reemplace el negativo.

El objetivo de la Psicología Positiva es cambiar la actitud desde la reparación de las peores cosas de la vida a la mejoría de las mejores cosas de la vida. Centrándose en lo positivo aumentará tu bienestar y otras emociones positivas.

* * *

¿Qué es la "Psicología Positiva" para mí?

La Psicología Positiva ha sido muy beneficiosa para mí. Me ha ayudado a dejar de lado la ira, el enojo, y la tristeza para reflexionar un momento en todas las bendiciones que tengo a mi alrededor.

Los últimos meses con Mariana fueron meses de agonía, de estar en el hospital día y noche, de quimioterapias agresivas de doce días, de recuperaciones donde las defensas del cuerpo de mi niña eran de cero. Mi esposo y yo nos turnábamos para estar con ella, vestidos casi como si fuéramos al espacio, para no llevarle ningún tipo de bacterias o virus que la pudiera enfermar.

Y en todo este tiempo hubo cientos de detalles y gestos de amor alrededor de nosotros. Mi niña siempre se sintió amada. Sus amigos le mandaban cosas todos los días, se comunicaban con ella a través de su teléfono celular y le daban ánimo y amor. Todos los días iban mamás de sus compañeros al hospital. Nos llevaban comida para que no tuviéramos que salir, juegos para Marianita y mucho cariño, oraciones y bendiciones. Incluso los maestros y maestras de Mariana fueron al hospital y se estuvieron horas afuera, ya que no podían entrar, y aun así querían estar cerca de ella y mostrar su apoyo, aún si no podía verlos.

Mi hermana y mis papás llegaron la última semana de vida de

mi niña, cuando entró a terapia y cuidados intensivos porque de pronto enfermó de neumonía y su cuerpo no podía defenderse. Mis papás no daban crédito de todas las personas que llegaban al hospital a traernos comida, bocadillos y cualquier cosa que se nos ofreciera.

Yo le pregunté a mi papá que por qué Dios no sanaba a mi niña, por qué no me hacía el milagro. Y él me respondió que mirara alrededor, a todas las personas que iban y se estaban horas afuera del hospital, orando por mi niña.

Mi papi tenía razón, muchas veces no vemos, ni nos damos cuenta de todos los milagros que pasan desapercibidos a nuestro alrededor. Fueron tantos los detalles y gestos amorosos de tanta gente, algunos que ni siquiera conocíamos y que, sin embargo, fueron a donar la impresionante cantidad de sangre que mi pequeña necesitaba. Solo puedo agradecerle a Dios por darme once años a una niña tan hermosa e increíble. Y a agradecer a todos los amigos, padres y maestros del Via Reggio, por estar con Mariana y con mi familia hasta el último momento.

¿Qué milagros pasan a tu lado que no percibes?

¡Elige un ejercicio y practica la gratitud con la Psicología Positiva para el Día Tres!

DÍA 4: TERAPIA DIALÉCTICA CONDUCTUAL

¿Qué es la Terapia Dialéctica Conductual?

En concreto, TDC (siglas en inglés DBT: Dialectical Behavior Therapy) es una forma de terapia de comportamiento y razonamiento desarrollada a principios de 1990 para el tratamiento de trastornos de la personalidad. Es un tipo de psicoterapia que se centra en los aspectos psicosociales de tratamientos.

Es en extremo útil para ayudar a las personas a manejar emociones abrumadoras. Investigaciones confirman que la Terapia Dialéctica Conductual refuerza la capacidad de una persona para manejar la angustia sin perder el control o actuar de manera perjudicial. (McKay, PhD, et al. 2007).

Muchas personas, yo incluida, hacemos un gran esfuerzo manejando emociones abrumadoras. Es como si una manecilla se moviera al volumen más alto en gran parte de lo que sentimos. Cuando nos enojamos, preocupamos o tenemos miedo, las emociones explotan sin control.

Hay momentos en que las sensaciones pueden golpearnos con

la fuerza de un tsunami, y cuando eso ocurre nos da miedo sentir cosas porque no queremos dejar arrastrarnos por nuestras emociones. El problema es que cuanto más intentamos suprimir o poner un límite a nuestros sentimientos, más abrumadores pueden ser.

¿Cuáles son los síntomas de los trastornos de personalidad?

Los investigadores no están seguros de las causas, pero los síntomas son específicos. Las víctimas experimentan los siguientes síntomas:

- Frenético esfuerzo por evitar el abandono, tanto reales como imaginarios.

- Relaciones personales intensas e inestables. Niveles extremos de idealización y devaluación.

- Crisis de identidad: niveles irreales de sí mismo y del sentido de sí mismo.

- Comportamiento dañino para sí mismo: manejar el auto con temeridad, el abuso de drogas, la adicción al sexo, incapacidad para controlar las finanzas, trastornos de la alimentación.

- Tendencias suicidas.

- La automutilación: acciones dañinas, gestos o amenazas a sí mismo.

- Inestabilidad emocional: aumento de los niveles de emoción y cambios de humor significativos.

- Niveles inapropiados de violencia: ataques de genio, enfado constante y manifestaciones físicas de rabia.

Los componentes del TDC se basan en tres principios:

1) **Apoyo:** La identificación de fortalezas y ayudar a construir sobre ellas. La TDC ayuda a sentimientos de autoestima.

2) **Cognitiva:** La TDC descubre y desentierra sentimientos y creencias que hacen la vida más difícil. Se alienta a tener expectativas realistas y permite tener emociones normales. Al darte cuenta de que no todo el mundo es perfecto, y *la gente todavía te va a querer, incluso con todos tus defectos* ayuda a vivir una vida más plena y que mejores tus relaciones personales.

3) **Colaboración:** La relación entre el terapeuta y el paciente es importante y la TDC anima discusiones francas y sin trabas entre los dos. Creando situaciones de actuación de personajes se desarrollan nuevas formas de interactuar con los demás y cómo calmar una situación potencialmente difícil.

Estos tres principios están diseñados para aumentar la Atención Plena (Mindfulness), la eficacia interpersonal, la tolerancia a la angustia, y la regulación emocional.

Aunque la TDC es una poderosa herramienta para los que sufren trastornos de personalidad, también puede ayudar con el estrés y la ansiedad:

En este momento, en esta página, escribe cinco maneras en que reaccionas a las emociones que quieres cambiar. En otras palabras, ¿qué cinco cosas haces cuando estás estresado o abrumado o deprimido que son perjudiciales y que has decidido sustituir por mejores formas de hacerles frente?

Ejemplo: ¿Qué haces o cómo reaccionas cuando estás deprimido?

1. Pierdes mucho tiempo recordando dolores, fallas y problemas pasados.

Ahora tú:

2. _______________

3. _______________

4. _______________

5. _______________

Ahora escribe el *precio* probable de las estrategias de afrontamiento que son dañinas.

Ejemplo:

¿Qué haces o cómo reaccionas cuando estás deprimido?

1. Pierdes mucho tiempo recordando dolores, fallas y problemas pasados.

Precio: No ves cosas hermosas que podrían estar ocurriendo ahora y luego te sientes culpable por perderlas. Sientes tristeza y pena por el pasado.

¿Qué haces cuando sientes ansiedad?

2. Te sientes nervioso y aprensivo sobre los posibles problemas, errores y dificultades futuras.

Precio: Te pierdes cosas increíbles que podrían estar sucediendo en este momento. Te sientes inseguro por lo que puede pasar.

Precio de tus reacciones:

1. _______________

2. _______________

3. ________________

4. ________________

5. ________________

Este ejercicio es para que te des cuenta de que todas tus reacciones negativas hacen que tu dolor se extienda y convierta en sufrimiento a largo plazo. A veces el dolor no se puede evitar, pero muchas veces *es posible evitar el sufrimiento.*

Ser excesivamente crítico con algo que te pasó o juzgarte a ti mismo con frecuencia abre el camino a más dolor. Claramente, enojarte, angustiarte o criticarte no mejora la situación. ¿Qué más puedes hacer?

Acepta y admite tu situación actual sin condenar los acontecimientos o juzgarte a ti mismo. En vez de eso, trata de comprender que tu situación actual es posible debido a una larga cadena de eventos que comenzaron hace mucho tiempo. Obsérvate a ti mismo y a la situación y mira sinceramente lo que sucede.

Ten en cuenta que aceptar una situación no significa que pases por alto o apruebes el mal comportamiento de los demás. Pero significa que dejes de intentar cambiar lo que sucedió al enfadarte y culpar de la situación a otros. Centra tu mente en lo que puedes hacer ahora mismo. Esto te permitirá pensar con mayor claridad y te permitirá considerar mejores maneras de lidiar con tu sufrimiento.

Para ayudarte en aceptar por lo que estás pasando, con frecuencia es útil usar una frase que repitas varias veces. (Puedes escoger una oración del capítulo de frases o una de abajo).

A continuación, hay algunos ejemplos y unos espacios para que escribas los tuyos. Marca las afirmaciones que deseas usar para recordar aceptar el momento presente y los muchos eventos que lo crearon.

___Por alguna razón, así es como debe ser.

___Todos los sucesos en mi vida me han llevado hasta ahora.

___No puedo cambiar lo que pasó.

___No sirve de nada ignorar el presente y luchar con el pasado.

___Vivir en el pasado solo me ciega a mi presente.

___El presente es el único tiempo que puedo controlar.

___Es una pérdida de tiempo negar lo que ya sucedió.

___El momento presente es perfecto, incluso si no me gusta el pasado o el futuro.

___Este momento es maravilloso, dado lo sucedido.

___Un millón de decisiones me han llevado aquí.

___Otras ideas:

Los sencillos ejercicios de Atención Plena que son utilizados por terapeutas de la TDC pueden ayudar a aliviar los síntomas como la depresión, y los siguientes ejercicios te ayudarán a perfeccionar las habilidades que necesitas para aliviar la ansiedad.

• El ejercicio de los cinco sentidos

Este ejercicio está diseñado para afinar tus sentidos y experimentarlos plenamente.

- **Nota cinco cosas que puedes ver:** Mira alrededor y escoge cosas que normalmente permanecen sin ser vistas. Una sombra o una mancha de color en una pintura muy querida te ayudarán a enfocarte.

  1. ________________

2. _______________

3. _______________

4. _______________

5. _______________

- **Nota cuatro cosas que puedes sentir**: Toma consciencia de las sensaciones que se producen en tu entorno. La brisa en la cara, la textura de tu cabello o la superficie donde están descansando tus brazos. En cualquier momento hay muchas sensaciones ocurriendo a tu alrededor, toma nota de ellas individualmente.

  1. _______________

  2. _______________

  3. _______________

  4. _______________

- **Nota tres cosas que puedes oír**: Elévate por encima del ruido general que te rodea e identifica sonidos individuales. El tic de un reloj o el zumbido de un aparato eléctrico. Busca en los ruidos de fondo algún audio interesante y escucha con cuidado.

  1. _______________

  2. _______________

  3. _______________

- **Nota dos cosas que puedes oler**: Tenemos la tendencia a filtrar los olores ya que no son una fuente primaria de información. Toma un minuto para identificar los olores que te rodean.

  1. _______________

2. _______________

• **Nota una cosa que puedas saborear**: Concéntrate en un solo sabor, tomando de una bebida o un trozo de comida. Es posible que tengas un sabor impregnado en tu boca de tu última comida o simplemente abre la boca y prueba la atmósfera.

1. _______________

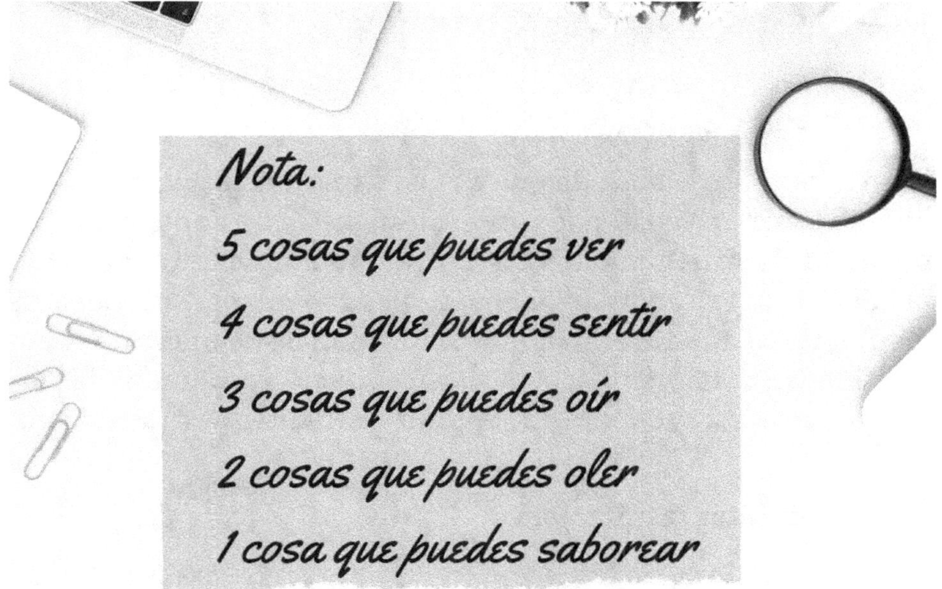

● **El viaje consciente**

Esta técnica ayuda a identificar los pensamientos, las emociones y las respuestas a situaciones difíciles y desarrollar habilidades para afrontarlas.

1. Imagina un lugar familiar y luego visualízate a ti mismo caminando ahí. Imagínate a alguien co-

nocido caminando en sentido contrario, sin reconocerte. Tú intentas saludar y le gritas, pero esa persona continúa su camino ignorándote.

2. La segunda etapa del ejercicio consiste en preguntarte cómo te sentiste durante tu viaje imaginario. ¿Estabas experimentando emociones o pensamientos que te causaron ansiedad?

3. La tercera etapa debe ser una reflexión sobre la segunda etapa. ¿Por qué reaccionaste como lo hiciste y cómo se pueden cambiar tus reacciones para sentirte mejor?

- **Trata la ansiedad**

La sensación de ansiedad no es una experiencia agradable y la idea de tener ansiedad puede ser tan angustiante como el estado mismo. Permitirte sentir ansiedad en un ambiente controlado puede ayudarte a abordar las emociones que surgen. Reconoce las fuentes de tu angustia y trátalas utilizando las técnicas de Atención Plena que hemos discutido. La respiración profunda y la percepción realista ayudarán a disminuir las fuentes de tu ansiedad.

- **Toma diez respiraciones**

Durante todo el día tómate el tiempo para inhalar diez respiraciones profundas y lentas. Concéntrate en llenar y vaciar los pulmones y visualizar la caja torácica moviéndose. Permite que tus pensamientos vengan a la superficie y pasen a través de tu mente a medida que continúas respirando. Esta es la manera perfecta de decirle a tu mente y cuerpo que tomen un descanso para reflexionar.

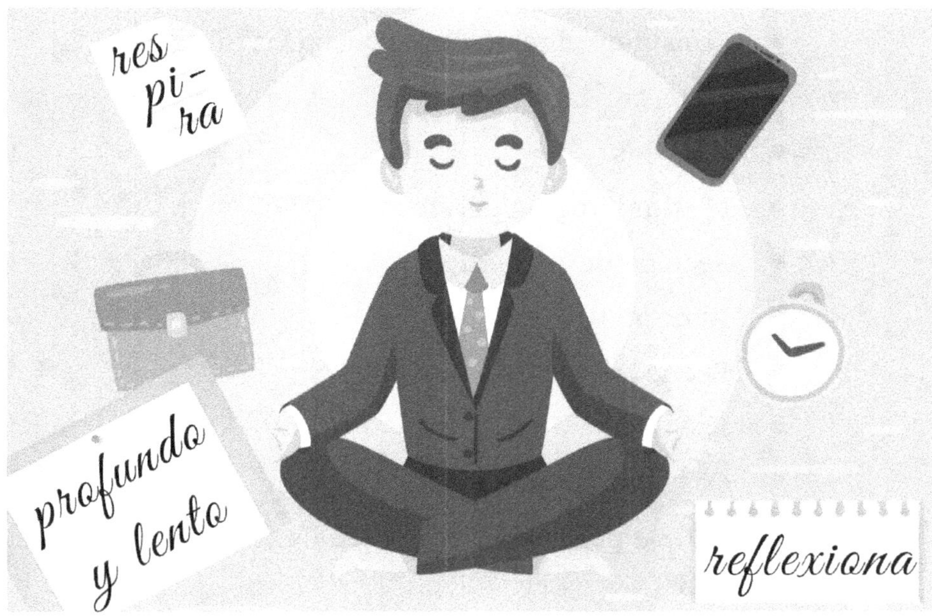

- **El escáner corporal**

Esta es una técnica popular para la reducción de la ansiedad que es accesible para los principiantes. Sigue los siguientes pasos para una completa relajación y bienestar:

1) Acuéstate sobre tu espalda con las palmas hacia arriba y los pies ligeramente separados. Si esto no es cómodo siéntate en una silla con los brazos descansando a tu lado y los pies apoyados en el suelo.

2) Quédate quieto y observa tu respiración.

3) Sé consciente de las texturas y sensaciones que tu cuerpo está experimentando. La sensación de la ropa contra tu piel, la superficie del piso, cama o sofá donde estés descansando.

4) Comienza el escáner o exploración corporal.

- Sé consciente de las plantas y los dedos de los pies.

- Considera el resto de los pies y los tobillos
- Sigue con la parte baja de tus piernas
- Rodillas
- Muslos y región pélvica
- Sección de en medio
- Abdomen
- Pecho
- Espalda baja
- Costillas y hombros
- Viaja por tus brazos hasta llegar a los dedos y el pulgar
- El cuello y el área de la garganta
- Explora tu cara y la cabeza, la boca, la nariz, etc.
- La frente y el cuero cabelludo
- Termina en la parte superior de la cabeza

Una vez que termines el escáner de cuerpo completo tómate cinco minutos para regresar a la realidad de la habitación y puedas moverte de forma natural en una posición sentada. Debes sentirte completamente relajado y lleno de energía.

✳ ✳ ✳

¿Qué es la "Terapia Dialéctica Conductual" para mí?

Como músico, he tocado en orquestas sinfónicas desde los doce años (al principio en orquestas de niños, luego de adolescentes y luego profesionales) y siempre había pensado en lo fácil y hermoso que es tocar. La pasión que había sentido toda mi vida se evaporó cuando mi hija murió. De pronto tocar requería muchísimo esfuerzo y por primera vez en mi vida empecé a sufrir de ataques de pánico. Me encontré en medio de conciertos con mis manos sudando tanto que el arco se me resbalaba y no podía controlarlo. Tenía imágenes en mi mente de que se me caía el arco en medio del concierto. Mis manos temblaban y se paralizaban, y me di cuenta de que tenía que respirar conscientemente o dejaba de hacerlo.

La Terapia Dialéctica Conductual me ayudó a aceptar mis emociones, a visualizarme tocando y reconociendo lo que sentía. Me ayudó a ser consciente de cada uno de mis sentidos e irlos transformando en algo que quería. En cambiar en mi mente una y otra vez lo que estaba sintiendo y lo que quería sentir. Y en repetir una afirmación una y otra vez sintiendo la energía positiva que el pronunciar unas palabras causan en mi cuerpo y en mi mente.

También me ayudó en mis meditaciones para poner más atención a mis sentidos y a recorrer y sentir diferentes partes de mi cuerpo y de mi ser. Explorando mis sentimientos y analizándolos de una forma más consciente y práctica. Aceptándolos y transformándolos con mi mente y no solo con mi corazón. ¿Se te antoja probar esta terapia?

¡Explora tus sentidos y emociones con un ejercicio de Terapia Dialéctica Conductual para el Día Cuatro!

DÍA 5: TERAPIA COGNITIVO CONDUCTUAL

La TCC (Terapia Cognitivo Conductual) es una terapia donde se habla y se concentra en cambiar la forma de pensar y comportarse enfrentándose a lo que te está afectando. Se utiliza comúnmente para tratar la depresión y la ansiedad, pero se puede utilizar para tratar otros trastornos mentales y físicos.

La idea detrás de la TCC es que nuestros pensamientos sobre una situación afectan cómo nos sentimos emocional y físicamente y cómo actuamos en esa situación. Cómo nos comportamos también afecta a cómo nos sentimos y lo que pensamos. La TCC se basa en el vínculo entre pensamientos, sentimientos y comportamientos. Debido a que los sentimientos frecuentemente son difíciles de cambiar directamente, la TCC se concentra en cambiar los pensamientos y conductas que conducen a estos sentimientos. Al cambiar la forma en que pensamos y lo que hacemos, podemos cambiar cómo nos sentimos.

Su base es simple: al tener en cuenta tus pensamientos, puedes controlar tus sentimientos y, en consecuencia, tus acciones.

Este enfoque de la terapia cognitiva es muy diferente de los modelos más antiguos de psicoanálisis. Los psicoanalistas hicieron poco para involucrar a sus pacientes, que tenían un papel casi pasivo. Con frecuencia, la atención se centró en determinar la raíz del problema y no necesariamente en cambiar los patrones de pensamiento o los comportamientos para contrarrestarlo.

Es importante comprender el modelo cognitivo, una teoría utilizada para explicar cómo se conectan los pensamientos, las conductas y los sentimientos. Con frecuencia, estamos seguros de que nuestros sentimientos son el resultado de una situación. Por ejemplo, "Me fue terrible en un examen y, por lo tanto, siento que no soy inteligente y que nunca pasaré el examen". Sin embargo, muchas personas pasan por esa misma situación y reaccionan de una manera diferente que no incluye sentirse inútil, incluso si se sienten molestos o decepcionados. Hay algo fuera de la situación en sí que afecta cómo nos sentimos.

El modelo cognitivo desafía la idea de una conexión directa entre situaciones y sentimientos y teoriza que son los pensamientos que tenemos sobre esas experiencias que crean nuestros sentimientos. Estas son noticias sorprendentes porque, si bien no siempre podemos cambiar una situación, podemos transformar lo que pensamos y creemos.

¿Qué condiciones se beneficiarán de la TCC?

Además de la depresión y la ansiedad, la TCC es eficaz en el tratamiento de:

- Trastorno obsesivo-compulsivo: Se trata de una condición de salud mental común que se manifiesta a cualquier edad y consiste en pensamientos obsesivos y comportamientos compulsivos.

- Trastorno de pánico.

- Trastorno de estrés postraumático: trastorno de estrés postraumático es un trastorno de ansiedad que sigue los acontecimientos aterradores o estresantes de la vida. Se atribuye a menudo a exmilitares.

Hay algunas situaciones que pueden causar trastorno de estrés postraumático: accidentes graves, ataques personales, experiencias de parto, el trauma infantil y la delincuencia a menudo puede conducir a que se produzca trastorno de estrés postraumático.

- Trastornos de la alimentación: anorexia y la bulimia pueden ser tratados con la TCC.

- Trastornos del sueño: insomnio, apnea del sueño, narcolepsia y sonambulismo.

- El abuso de alcohol.

La TCC también se puede utilizar para tratar a pacientes con problemas de salud física, como el síndrome del intestino irritable y síndrome de fatiga crónica. La TCC no puede curar los síntomas físicos de estas enfermedades, pero puede aliviar los síntomas y ayudar a las personas a afrontarlas mejor.

¿Cómo la TCC es diferente de otras terapias?

El enfoque de la terapia se basa en los problemas actuales y la forma de pensar y actuar ahora. Una sesión está muy estructurada y en lugar de hablar de tu vida y cómo el mundo en general te afecta, se centrará en problemas específicos y en establecer tus objetivos. Una sesión exitosa de TCC es colaborativa y pragmática.

¿Cómo funciona la TCC con un terapeuta?

La TCC puede ser llevada a cabo con un terapeuta en una en las sesiones de terapia de grupo o individual según tus necesidades. El terapeuta puede ser cualquier profesional de la salud que está calificado en este tipo de terapia.

Las primeras sesiones se dedicarán a asegurarse de que la TCC es el tratamiento adecuado para tus necesidades particulares. Vas a hablar de tu vida y antecedentes y cómo la depresión o la ansiedad interfieren con tu familia, tu carrera y tu vida social. Explorarás posibles acontecimientos en tu vida que pueden estar afectando cómo te sientes actualmente y cualquier tratamiento que hayas intentado en el pasado.

El terapeuta va a determinar lo que te gustaría lograr con la terapia y si te sientes cómodo con los métodos que utilizan. Una vez que te han considerado apropiado para el tratamiento se te dará un curso que podría oscilar entre 5 a 20 sesiones de hasta 60 minutos semanal o quincenal.

Terapia de exposición:

Esta es una forma de la TCC que es particularmente útil para los pacientes con fobias o con el Trastorno Obsesivo Compulsivo y se trata de eliminar los miedos. A menudo hablar de este tipo de problemas no es suficiente y enfrentar a tus miedos de una manera metódica estructurada puede ser la única manera de superarlos.

La terapia de exposición implica la interacción con objetos o situaciones que provocan ansiedad a un nivel tolerable. Por ejemplo, el tratamiento de la aracnofobia puede implicar el tener una pequeña araña en un frasco cerca de ti durante una hora. Se te pedirá repetir el proceso hasta que tus niveles de ansiedad se hayan reducido a la mitad. Tu terapeuta te recetará esta terapia de exposición durante varios días hasta que tu ansiedad se reduzca a casi nada.

A continuación, estarás listo para pasar a una situación más estresante. Una araña más grande o un mayor número de arañas serán introducidos a la terapia hasta que hayas alcanzado el nivel de comodidad con el que estés feliz.

La terapia de exposición puede ser conducida por un terapeuta, pero hay libros de autoayuda y herramientas en línea que pueden funcionar igual de bien. La clave para la terapia de exposición es hacer y practicar los ejercicios con regularidad.

Uno de los mayores beneficios de la TCC es que se pueden aplicar los principios que se aprenden en la vida diaria. Incluso cuando el curso haya terminado, aprenderás a aplicar el proceso de pensamiento positivo diariamente y es probable que tus síntomas no vuelvan.

¿Cómo puede la CBT ayudarte ahora?

La TCC puede ayudar modificando el patrón de pensamientos y creencias fundamentales que conducen a un estado emocional y físico ansioso y deprimido.

Cuando se está usando la TCC como herramienta de terapia le estás enseñando a tu cerebro a ver las cosas de manera diferente. Aprenderás a que vayan más lentos tus pensamientos que están llenos de adrenalina y considerarlos con mayor claridad. CBT te ayudará a considerar tus creencias y comportamientos y superar los problemas dividiéndolos en partes manejables.

En la TCC los problemas se dividen en cinco categorías principales: Situaciones, Pensamientos, Emociones, Sensaciones físicas y Comportamiento.

Escribe tus respuestas:

* Situaciones - ¿Qué está pasando?

____

* Pensamientos - ¿Qué pienso de lo que está pasando?

____

* Emociones - ¿Qué emoción siento?

____

- Sensaciones físicas - ¿Qué siento en mi cuerpo?

____

- Comportamiento - ¿Cómo me estoy comportando o reaccionado en esta situación?

____

La TCC implica examinar la interconexión de estas cinco áreas y cómo se afectan entre sí. Por ejemplo, la forma de pensar acerca de una situación puede afectar a tu estado físico, así como a tus emociones, que dictarán tus acciones.

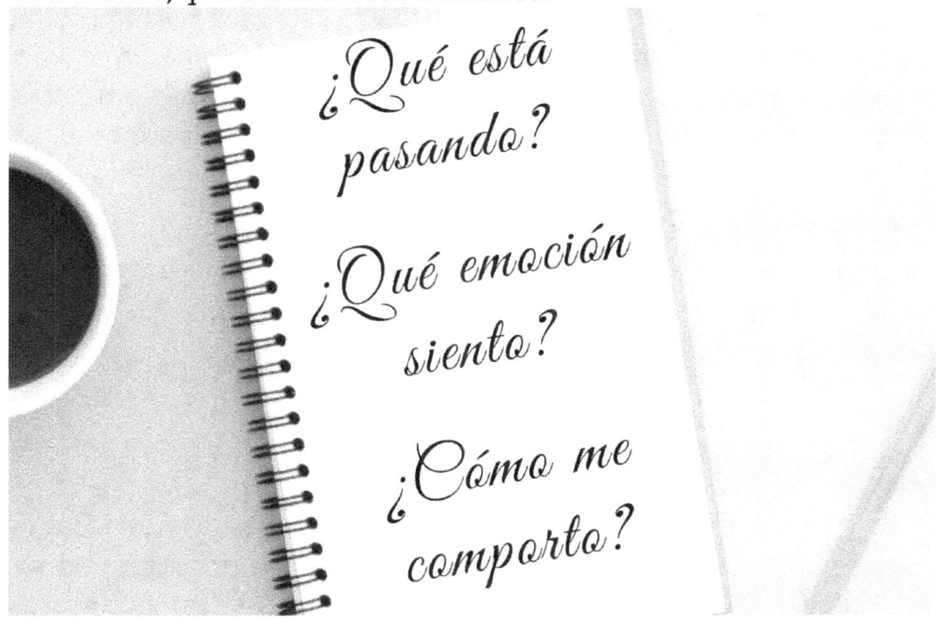

La TCC tiene que ver con el cambio de la forma de pensar y detener ciclos de pensamiento negativo. Cómo reaccionar ante una situación puede determinar cómo se piensa en ella y tratarla. La TCC fomenta un proceso de pensamiento más optimista, lo que conducirá a una perspectiva más positiva en la vida.

Por ejemplo, si pierdes tu trabajo y te encuentras sin nada podrías deprimirte y sentirte como que has fracasado. Puedes sentir que no puedes conseguir otra posición y aceptar que eres inútil e incapaz de encontrar un empleo significativo.

La TCC te enseña a echar otro vistazo a tu situación y verla de una manera diferente. Se podía ver el perder el trabajo como una oportunidad para cambiar tu trayectoria profesional. ¿Alguna vez has querido probar algo diferente? Ahora puede ser el momento. Además, se puede tomar el tiempo libre para considerar por qué perdiste tu trabajo y mejorar los errores que puedas haber realizado y aprender de ellos.

Este es un ejemplo simple, pero ilustra *cómo los pensamientos, sentimientos y acciones pueden atraparnos en un ciclo negativo y llevarnos a la depresión.* El pensamiento negativo puede entonces afectar a otras situaciones y hacer que uno se sienta peor consigo mismo.

La TCC está diseñada para descomponer los problemas que te causan ansiedad o te hacen sentir miedo. Cambiar tus patrones de pensamiento negativo te ayudará a mejorar la forma de sentir y también puede conducirte a una vida más plena.

¿Cómo puedo superar mis miedos?

Es normal querer evitar las cosas que temes. Y funciona (a corto plazo). El problema es que no tienes la oportunidad de aprender que las cosas que temes no siempre son tan peligrosas como crees y que puedes manejarlas.

Para superar tus miedos, debes enfrentar gradualmente las cosas que temes. Usa la terapia de exposición para enfrentarte lenta y repetidamente a las cosas que temes hasta que te sientas menos ansioso. Comienza con cosas menos temibles y trabaja para enfrentar las cosas que te dan más miedo.

Ejercicios:

- **Elige una situación en tu pasado que te hace sentir ansioso o triste** y decide ver las circunstancias en otra luz, cambiando tus pensamientos de lo que pasó.

Escoge tres maneras positivas diferentes en las que puedes mirar la situación:

1. ___________
2. ___________
3. ___________

Elige algunas ventajas de haber tenido esa experiencia en tu vida:

1. ___________
2. ___________
3. ___________

- **Trata de enfrentar una situación difícil** *gradualmente*. Si por lo que estas pasando es debido a una persona amada que murió, ve algunas fotos o puedes ir a un lugar que a tu persona amada le gustaba. Si estás ansioso al ir a eventos sociales, ve a una fiesta o invita a algunos amigos a tu casa. Si tu depresión es por un despido en el trabajo, haz algunas entrevistas de trabajo o manda algunos currículos.

- **Escribe una situación difícil** que hayas tenido en tu vida y divídela en las cinco categorías (1 Situación, 2 Pensamientos, 3 Emociones, 4 Sensaciones Físicas, y 5

Comportamiento). Ahora cambia el Segundo paso, el de los Pensamientos. Analiza la situación y piensa en ella de forma diferente. Escribe cómo eso cambia los siguientes pasos, el de las emociones ¿qué sentirías por dentro? las sensaciones físicas ¿qué sentirías físicamente? y el del comportamiento ¿cómo influiría lo que piensas y sientes en las acciones o comportamiento que tendrías?

1. Situación difícil:

____

2. Pensamientos, ¿qué pienso de la situación?

____

3. Emociones, ¿qué emoción siento sobre la situación?

____

4. Sensaciones físicas, ¿qué siento físicamente?

____

5. Comportamiento, ¿cómo me comporto o reacciono ante la situación?

____

Nuevos Pensamientos acerca de la situación (analiza lo que pasó y piensa en ello de forma diferente):

____

Nuevas Emociones, ¿qué emoción siento ahora que pienso de la situación de forma diferente?

____

Nuevas Sensaciones físicas, ¿qué siento físicamente ahora con los nuevos pensamientos y emociones?

____

Nuevo Comportamiento, ¿cómo influirían los nuevos pensamientos, las nuevas emociones y sensaciones físicas en las acciones o comportamiento que tendría?

____

Sé que no es fácil enfrentarse justo a lo que tememos o a lo que nos hace sentir profundamente, pero puede que encuentres que es más sencillo de lo que pensabas, o hacerlo es lo que necesitabas, y puedes empezar tan gradualmente como quieras.

❉ ❉ ❉

¿Qué es para mí la "Terapia Cognitivo Conductual"?

Cuando estaba tan tensa al tocar la viola en la orquesta y sentía mi estómago revuelto solo de pensar en que tenía que tocar, al punto de sentirme físicamente enferma, decidí dejar de hacer lo que me causaba ansiedad. Decidí dejar de tocar. Por primera vez en 30 años.

Tengo que admitir que me sentí maravillosamente por unas semanas. Me fui de vacaciones, me relajé. Y luego recordé que alguna vez en un pasado lejano (de unos meses atrás) la música había sido una forma de amar, compartir y sanar a través de melodías y acordes. Y Mariana, mi hija, amaba tocar.

Volver a tomar la viola fue duro. Estaba peleada con la vida, y la música era parte de ella. Pero Mariana fue tan feliz tocando violín en su orquesta de niños. Siempre era la primera en estar lista cuando era hora de ir a ensayar. Y se divertía tanto. Su vida fue un regalo hermoso que atesoro.

Pensando en la Terapia Cognitivo Conductual y su enfoque de enfrentar los miedos, empecé poco a poco a ensayar por mi cuenta. A estudiar unas escalas por aquí y por allá. Y finalmente regresé a tocar poco a poco a la orquesta, confrontando el nuevo terror con imágenes opuestas. Repitiendo en el día afirmaciones como: "Me encanta la música" y "Siempre ha sido fácil tocar".

Visualicé las emociones que quería compartir, en vez de dejar que la ansiedad dominara y decidiera mi vida, y comencé a ser compasiva conmigo y con mi cuerpo. Me di permiso de sentir lo que sentía y acepté de que estaba pasando por una etapa temporal en mi vida en la que la estabilidad del pasado parecía haber desaparecido. Sin embargo, sabía que era parte de un proceso pasajero y que las cosas se estabilizarían por sí mismas. Y está bien pasar por lo que he pasado de la manera personal en la que lo he hecho.

Los nervios han ido bajando y casi desaparecen, y de nuevo la música vuelve a tomar su lugar en mi corazón.

¡Enfrenta tu vida con valentía con un ejercicio de Terapia Cognitivo Conductual para el Día Cinco!

MEZCLANDO LAS TERAPIAS

He aprendido que tenemos la capacidad de ver la luz dentro de la oscuridad y eso abre un mundo de posibilidades desbordantes. Esta perspectiva es una elección y elegir la positividad sobre la negatividad requiere claridad, práctica y determinación.

Mi deseo para ti es que, al probar cada método, tengas más fuerza para vivir tu vida con positividad, amabilidad y esperanza.

Usa la Neurociencia, la Atención Plena, la Psicología Positiva, la Terapia Dialéctica Conductual y la Terapia Cognitivo Conductual en este siguiente ejercicio:

Déjalo ser, déjalo ir, déjalo entrar

1. Primero, en un estado de Atención Plena confronta un suceso negativo (TCC). Déjalo ser. Analízalo. Acéptalo (aunque te duela).

2. Segundo, cuando sientas que es hora (unos segundos o unos meses después), relaja tu cuerpo, sé consciente de tus sentidos y emociones (TDC) y comienza a soltar lo que sea doloroso.

3. Tercero, nuevamente cuando te sientas listo, después de haber soltado parte o tolo lo negativo, sustitúyelo por un sentimiento positivo (Psicología Positiva). Quédate con la experiencia positiva durante al menos veinticinco segundos. (Neurociencia: ¡Recuerda que nuevos circuitos neuronales se conectarán en tu cerebro, reescribiéndolo y transformando tu vida!).

✽ ✽ ✽

¿Qué significa "Mezclar las terapias" para mí?

Este es el ejercicio más poderoso que he encontrado. El que siento que me ha ayudado muchísimo a volver a ser yo misma.

En un estado de Atención Plena, ya que estoy conectada conmigo misma, con mis sentidos, y con mi cuerpo relajado; me enfrento al torbellino de emociones atrapadas adentro de mí.

En mi caso, me voy directo al fondo de mi corazón y toco el dolor que se encuentra ahí, dejándolo salir de la manera que sea, con llanto, con sonidos, etc. He descubierto que esta manera va drenando poco a poco la ira, la tristeza y todas las emociones revueltas que de otra manera se quedarían atrapadas sin poder salir.

Después de cada sesión me siento aliviada y más ligera.

Las primeras veces que lo hagas es suficiente con solo encontrar, analizar y aceptar las emociones. Y cuando estés listo, entonces empiezas a drenar y a dejar que salga de la manera personal que tú sientas que necesitas.

Esto puede ser suficiente para ti por un tiempo, el sacar y sacar un poquito cada día o una vez a la semana, lo que sea que funcione para ti.

En mi caso, ya que estoy calmada y tranquila de soltar y sacar todas las emociones que salieron, mi mente se enfoca ahora en algo hermoso. Yo pienso en lo bonito e increíble que fue tener a Mariana en mi vida. En cómo me enseñó a ser mamá. En la facilidad que tenía de hacer sentir bien a todos los que la conocían. En su curiosidad y su sonrisa. En lo fácil que era amarla.

Y después de esto me siento mucho mejor y espero que tú también.

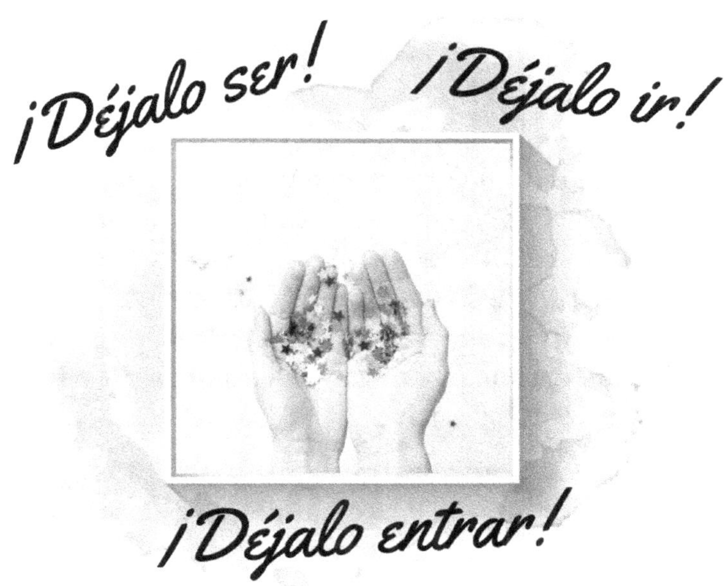

FRASES

Para ayudarte a controlar la ansiedad y depresión.

Recuerda que el cerebro tiene la capacidad de reorganizarse mediante la creación de nuevas conexiones neuronales. Los nuevos pensamientos forman nuevos caminos neuronales y los pensamientos repetitivos fortalecen los existentes. De esta manera, nuestros pensamientos pueden modificar la estructura y la función de nuestros cerebros. Al repetir frases positivas, podemos reeducar a nuestros cerebros para inclinarnos hacia los pensamientos positivos.

Cuando elegimos usar nuestra habilidad para emplear frases positivas intencionalmente, nos estamos involucrando en alguna maravilla conmovedora. Y cuando cambiamos nuestra forma de pensar, modificamos nuestra forma de actuar y quiénes somos en el mundo.

Al leer solo una frase cada día, puedes cambiar gradualmente tu estado de ánimo de alguien que se aferra a cada experiencia negativa, a alguien que abarca el optimismo, la fe, la esperanza, la inspiración, el valor, la fuerza y la posibilidad de una vida nueva.

Elige una para cada semana, escríbela y mírala a menudo (también puedes usarlas para una meditación de Atención Plena).

AGRADECIMIENTO

__Estoy agradecido por mi vida.

__Estoy agradecido por mi familia y amigos.

__Estoy agradecido por las personas amorosas que me rodean.

__Estoy agradecido por las plantas y mascotas que enriquecen mi vida.

__Estoy agradecido por las muchas bendiciones que me llegan cada día.

__Estoy agradecido por la deliciosa comida que me nutre y me da vida.

__Estoy agradecido por los dones y talentos que tengo.

__Estoy agradecido por la música que levanta mi espíritu.

__Estoy agradecido por los libros que me iluminan.

__Estoy agradecido por las películas que me hacen reír.

__Estoy agradecido por la tecnología que me ayuda a conectarme con otras personas.

__Estoy agradecido por los pequeños placeres que disfruto.

PREOCUPACIÓN Y APREHENSIÓN

__No puedo predecir el futuro, por lo que no tiene sentido adivinarlo.

__Tengo una imaginación demasiado activa. Imagino situaciones que nunca suceden.

__Mis pensamientos pueden no estar en lo correcto. Ya me ha pasado varias veces.

__Asume lo mejor - lo peor por lo general no sucede.

__Puedo relajarme, esto también va a pasar.

__Incluso si algo malo sucede, puedo manejarlo.

__En lugar de preocuparme por los problemas, puedo actuar para resolverlos.

__Mi mente tiende a exagerar a veces.

__Cuando mi mente vaya al futuro, la devolveré al presente.

__No necesito esforzarme tanto para controlar todo.

__Aprender a estar con cierta incertidumbre, esperando lo mejor, me ayudará a preocuparme menos.

__Puedo tranquilizarme, fluir y dejar que las cosas tomen su propio lugar.

BENDICIONES

__Bendigo mi vida, en los tiempos buenos y en los no tanto.

__Bendigo mi alma y mi espíritu.

__Bendigo mi cuerpo, que tiene una increíble colección de células a mi servicio.

__Bendigo mi familia, que siempre está para mí.

__Bendigo a mis amigos, que son la familia que yo escogí.

__Bendigo a mis mascotas, que me hacen feliz.

__Bendigo mis dones y talentos.

__Bendigo la comida que me nutre.

__Bendigo las pequeñas maravillas que no esperaba.

__Bendigo mis sueños y esperanzas.

__Bendigo mi casa que me cobija.

__Bendigo la música, juegos, libros y películas que me hacen sonreír y me dan esperanza.

ANSIEDAD SOCIAL

__Voy a dejar de adivinar lo que los demás piensan. De todas maneras, no lo sé.

__La gente está más preocupada por ellos mismos que por mí.

__Soy suficientemente bueno, justo como soy, sin importar lo que sienta.

__Puedo aceptar mi ansiedad, me hace sentir más vivo.

__No necesito ser perfecto para gustarle a la gente.

__Incluso si la gente se da cuenta de que estoy ansioso, no significa que piensen menos de mí.

__Puedo estar en silencio. No soy responsable de toda la conversación.

__Puedo relajarme y disfrutar de mi alrededor.

__Puedo ser interesante y entretenido, pero no tengo que serlo.

__No a todo el mundo necesito gustarle. ¿Me gustan todas las personas que conozco?

__Soy aceptada, justo como soy, por las personas que más me importan.

__Sin importar lo que siento, alguien me ama.

MILAGROS

__Soy un milagro.

__Mi vida es un milagro.

__Veo milagros todos los días y puedo apreciarlos.

__Mi familia y amigos son un milagro. Puedo amarlos.

__Mis dones y talentos son un milagro. Puedo usarlos.

__Mis mascotas son un milagro. Puedo disfrutarlas.

__El amor es un milagro. Puedo sentirlo.

__La risa es un milagro. Puedo darme permiso para reír.

__La música es un milagro. Puedo escucharla.

__El baile es un milagro. Puedo permitirle a mi cuerpo moverse.

__El canto es un milagro. Puedo cantar.

__La naturaleza es un milagro. Puedo estar agradecido por ello.

PERFECCIONISMO

__Todos cometemos errores.

__Nadie es perfecto todo el tiempo.

__Tratar de ser perfecto tiene un costo demasiado grande de tiempo y energía.

__Está bien hacer las cosas "bien" en lugar de "perfectas".

__Soy una persona inteligente y capaz, incluso si cometo un error.

__Puedo aceptar mis errores.

__Es demasiada presión y estrés el ser siempre perfecto.

__El mundo no se derrumbará si me equivoco o si las cosas no son perfectas.

__Puedo aprender lecciones valiosas de mis errores.

__Suficientemente bueno puede ser lo que necesito en este momento.

__A veces hace falta cometer errores.

__A veces "lo bueno" es "muy bueno".

PERDÓN

__Me perdono.

__Perdono a mi familia, a mis amigos y a las personas que me aman.

__Perdono a la gente que no me ama.

__Perdono a los que me han lastimado.

__Cualquier cosa que he hecho puede perdonarse.

__No hay nada que haya yo permitido que no sea perdonable.

__Perdono mis equivocaciones.

__Perdono mis errores de juicio.

__Perdono mi falta de amor.

__Perdono mi egoísmo.

__Me perdono a mí por lastimar a otros.

__Perdono la culpa y la dejo ir.

PÁNICO

__Mi cuerpo está reaccionando a una "falsa alarma", no hay ningún peligro real.

__En un ataque de pánico mi cuerpo me está tratando de decir algo. Puedo escuchar.

__Los ataques de pánico son incómodos, pero no peligrosos.

__Tener pánico no me hará desmayar, o perder el control; y si sucede nadie va a morir por ello.

__Hay una razón para lo que siento. Puedo aprender de ella.

__Otros no necesariamente se dan cuenta de que estoy teniendo un ataque de pánico.

__Si tengo un ataque de pánico, solo necesito esperar a que se acabe.

__Los ataques de pánico no durarán para siempre. Estos sentimientos terminarán.

__Puedo permitirle a mi cuerpo sentir lo que necesita y concentrarme en otra cosa.

__No necesito evitar cosas debido al pánico. Lo que siento va a venir e irse.

__Cada ataque de pánico es una oportunidad para dominar mi ansiedad.

__Si me concentro en cosas hermosas, mi cuerpo se va a relajar también.

AYUDAR

__Puedo ayudarme a mí mismo.

__Soy suficientemente fuerte para ayudarme en lo que estoy pasando.

__Voy a aprender lo que necesite para ayudarme.

__Puedo ayudar a otros.

__Soy suficientemente fuerte para ayudar a otros.

__Ayudar a otros me ayudará a mí.

__Puedo pedir ayuda.

__Otras personas pueden ayudarme por lo que estoy pasando. Puedo aceptar la ayuda.

__Ayuda viene en camino.

__Hay siempre alguien que necesita más ayuda que yo.

__Mi familia y amigos me necesitan también.

__Alguien en el mundo necesita mi ayuda en este momento.

FOBIAS Y MIEDOS

__Asume lo mejor. Hay una buena posibilidad de que sucederá.

__La ansiedad me está diciendo algo. Puede ser verdad o no.

__Sentir que algo es peligroso no significa que realmente lo sea.

__Puedo enfrentar las cosas que me asustan y superar mi ansiedad.

__Cuanto más me enfrento a lo que temo, más fácil se vuelve.

__El costo de evitar mi miedo es mayor que el riesgo de enfrentarlo.

__El objetivo es hacer cosas a pesar de mi ansiedad.

__Puedo manejar lo que siento.

__Puedo tolerar lo que siento.

__Puedo sobrevivir esto.

__Puedo aprender de lo que siento.

__Mi ansiedad y temores están ahí por una razón. Puedo entenderlo.

SANACIÓN

__Quiero sanar.

__Puedo sanar.

__Puedo aprender a sanar.

__Sanar es un milagro.

__Sanar solo toma un poco de tiempo.

__El sanar está sucediendo, incluso ahora.

__La risa, la música, cantar y bailar pueden sanar una parte de mí.

__Puedo sanar cualquier culpa que esté cargando.

__Puedo sanar y reparar cualquier error que haya cometido.

__Mis dones y talentos pueden ayudar a sanar una parte de mí.

__El amor de mi familia y amigos pueden sanarme.

__Sanar me hace sonreír de nuevo.

DEPRESIÓN

__No puedo confiar en lo que la depresión me dice.

__Puedo tolerar mi depresión y llenar mi mente de cosas hermosas.

__Puedo aprender de mi depresión. Hay una lección escondida por ahí.

__La depresión no durará para siempre. Va a terminar.

__Hay una razón para mi tristeza y puedo superarla.

__Puedo enfrentar las cosas que me deprimen y dejar que la tristeza salga de mí.

__Puedo sobrevivir la depresión y dejar que amor llene mi vida.

__Cuanto más me enfrento a lo que me deprime, más fácil se vuelve.

__Cuando evito hacer cosas debido a la depresión solo la estoy alimentando.

__Cuando mi mente vaya al pasado, la regresaré al presente.

__Puedo manejar por lo que estoy pasando.

__Siempre hay algo bueno en mi vida.

PARA LOS QUE CREEN EN DIOS

__Dios me ama.

__Dios es amor y creó este mundo para mí.

__Dios, como cualquier padre, quiere que yo sea feliz.

__Todo tiene un sentido en la vida.

__Dios me cuida y me protege.

__Hay una razón importante para lo que estoy viviendo.

__Cuando Dios cierra una puerta, abre una ventana.

__Mi vida está llena de bendiciones.

__La luz de Dios está dentro de mí.

__Dios me ayudará a superar esto.

__Soy el hijo o hija de Dios, sin importar lo que me suceda.

__El amor de Dios es parte de mí.

__Aun si es un misterio, hay una razón valiosa para lo que estoy viviendo.

__Puedo encontrar la luz y el amor de Dios en mi vida, incluso ahora.

__A través de Dios puedo manejar lo que sea.

__Mi depresión es como una cubierta que oculta mi luz divina.

__Mi ansiedad enmascara el amor que fluye dentro de mí.

__Dios me respeta y me deja lidiar con esto con su ayuda.

__Puedo pedirle ayuda. Él va a escuchar.

__Dios ama cuando nos ayudamos los unos a los otros.

__Puedo encontrar el amor de Dios a través de otros y ellos a través de mí.

__Puedo vaciar mi tristeza con Él a mi lado.

__Solo necesito sanar. Él entiende.

__Sin importar lo que sienta y lo que haga, soy un valioso hijo o hija de Dios.

__Dios me dio mi familia y mis amigos.

__Dios me perdona.

* * *

¿Qué significa mencionar "Frases" para mí?

Para mí el repetir ciertas frases causa un pequeño milagro adentro de mí. Casi puedo sentir el efecto físico y emocional, como si cada palabra tuviera una cierta vibración que resuena en mi interior. Me han ayudado a reducir y desaparecer la ansiedad y en mejorar o transformar mi estado de ánimo según la frase que esté repitiendo.

¿A ti que frase te hace vibrar más?

CONCLUSIÓN

Ahora tienes unas herramientas para enfrentar el mundo con una actitud mental mejorada y una perspectiva saludable para la vida. Recuerda que debes entrenar a tu cerebro, meditar, practicar la gratitud y el disfrutar, explorar tus sentidos y emociones y repetir la frase que hayas elegido. Elige un método todos los días y pronto serán parte de tu rutina normal. Vive un día a la vez.

Nos encanta tener en forma nuestros cuerpos y tener la mejor versión física que podemos, y ahora podemos hacer lo mismo con nuestras emociones y nuestra mente.

Este libro está dedicado a cualquiera que esté buscando ayudarse a sí mismo. Espero que estas herramientas puedan ayudarte a llevar una vida más satisfactoria y que encuentres en este libro las palabras y los métodos que necesitas para vivir, prosperar, sanar, amar y ser quien quieras ser en este mundo.

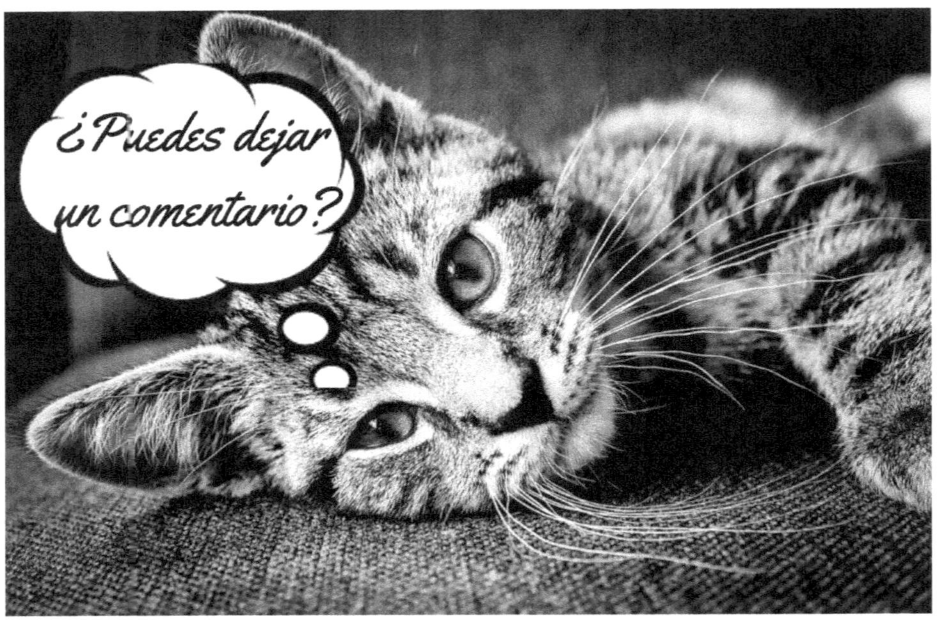

Si te gustó el libro, me gustaría pedirte que me hagas un favor y dejes un comentario del libro en Amazon. Sólo tienes que ir a tu cuenta en Amazon.

¡Gracias y bendiciones para ti!

¡CONSIGUE MIS LIBROS NUEVOS GRATIS!

Me encanta escribir sobre maneras para mejorar la salud y estoy constantemente escribiendo un libro nuevo.

Si deseas recibir una COPIA GRATIS de cualquier libro futuro que esté lanzando, regístrate en mi lista VIP gratuita para recibir una COPIA GRATIS.

PARA ESTAR EN LA LISTA VIP:

http://booksylibros2u.lpages.co/libros-gratis/

BONO GRATIS

Si estás buscando una guía probada de motivación que realmente funciona y te va a dar los resultados que estás buscando, no busques más.

En este momento, puedes tener acceso **GRATUITO a una gran colección de Afirmaciones y Mantras** que está llena de inspiración para ayudarte a maximizar todos los aspectos de tu vida.

AFIRMACIONES: Motivación y Pensamiento Positivo, Vida Saludable y Pérdida de Peso, Mentalidad Millonaria y Libertad Financiera, Paz Interna, Afirmaciones para Negocios, Amor y Relaciones.

MANTRAS: Mantras de Amor, Mantras de Éxito, Mantras de Riqueza, Mantras de Salud.

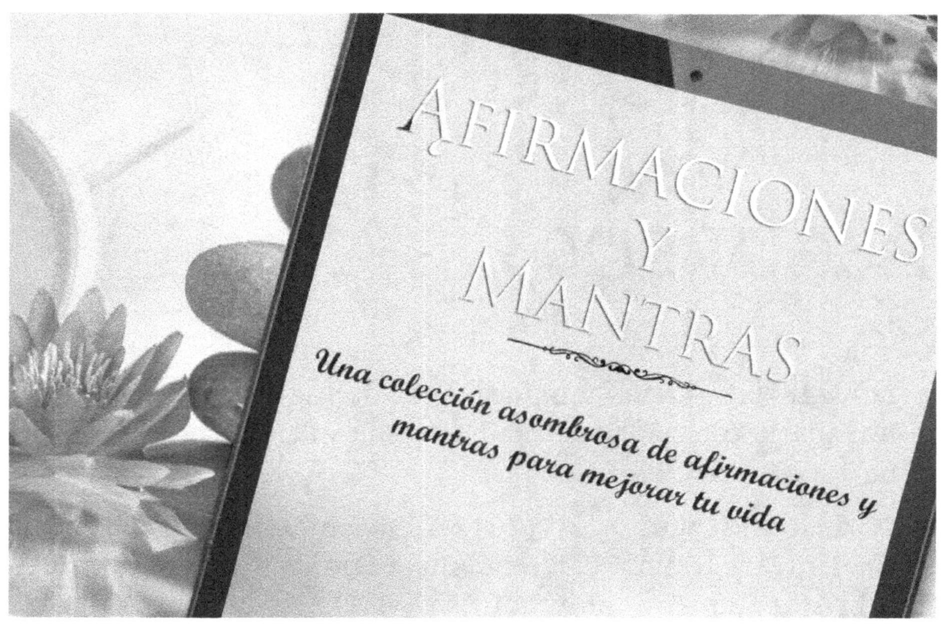

¡Una gran colección de Afirmaciones y Mantras para mejorar tu vida!

VISITA:

http://booksylibros2u.lpages.co/libro-afirmaciones-y-mantras

RECURSOS

Bidwell Claire (2018) Anxiety: The Missing Stage of Grief: A Revolutionary Approach to Understanding and Healing the Impact of Loss. Da Capo Lifelong Books.

Davidson Richard et al. (2012) The Emotional Life of Your Brain: How its Unique Patterns Affect the Way You Think, Feel, and Live – and How You Can Change Them. London: Penguin Books.

Davidson Richard et al. (2003) Alterations in Brain and Immune Function Produced by Mindfulness Meditation. Psychosomatic Medicine.

Fletcher Emily (2019) Stress Less, Accomplish More: Meditation for Extraordinary Performance. Harper Collins Publishers.

Hanson Rick PhD (2013) Hardwiring Happiness: The new brain science. United States: Harmony Books.

Hanson Rick PhD neurologist and Mendius Richard MD neuropsychologist (2009) Buddha's Brain: The practical neuroscience of happiness, love, and wisdom. United States: New Harbinger Publications.

Lopez Shane J.; Teramoto Pedrotti Jennifer; et al. (2018) Positive Psychology: The scientific and practical explorations of human strengths. United States: SAGE Publications, Inc.

McKay Matthew PhD; Wood Jeffrey C. PSY.D; Brantley Jeffrey MD (2007) The Dialectical Behavior Therapy Skills Workbook. United States: New Harbinger Publications.

Siegel Daniel J. MD (2009) (author of Mindsight: The New Science of Personal Transformation and The Mindful Brain: Reflection and Attunement in the Cultivation of Well-Being).

Spiegel Cyndie (2018) A year of positive thinking: daily inspiration, wisdom and courage. Canada: Althea Press.

Wallace Lawrence (2017) Cognitive Behavioral Therapy: 7 ways to freedom from anxiety, depression and intrusive thoughts.

http://www.positivepsychologyprogram.com

http://www.pocketmindfulness.com

http://www.psychologytoday.com

http://ct.counseling.org

http://www.mayoclinic.org

http://www.franticworld.com

Todas las imágenes diseñadas por Leibny Hope

Imágenes originales hechas por:

Imágenes de www.freepik.com:

Coffee photo created by freepik.

Business photo created by jcomp.

People vector created by freepik.

Cover vector created by macrovector.

Calendar vector created by freepik.

Background photo created by denamorado.

Background photo created by tirachardz.

Business vector created by freepik.

Book vector created by macrovector.

Cat image by Pexels from Pixabay.